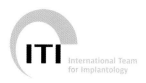

第七卷

国际口腔种植学会（ITI）口腔种植临床指南

——口腔种植的牙槽嵴骨增量程序：分阶段方案

ITI Treatment Guide

Ridge Augmentation Procedures in Implant Patients: A Staged Approach

丛书主编 （澳）斯蒂芬·陈（S. Chen）

（瑞士）丹尼尔·布瑟（D. Buser）

（荷）丹尼尔·维斯梅耶（D. Wismeijer）

主　　编 （意）卢卡·科达罗（L. Cordaro）

（意）亨德里克·特海（H. Terheyden）

主　译 宿玉成

译　者 陈德平　马　蕊　皮雪敏　赵　阳　林　婷

北方联合出版传媒（集团）股份有限公司

辽宁科学技术出版社

沈 阳

图文编辑：

邢俊杰　高霞　凌侠　董明　胡书海　季秋实　贾崇富　姜龙　李晓杰　刘慧颖　任翔　许诺
杨茜　于旸　尹伟　左恩俊　高阳　李霞　浦光瑞　权慧欣　吴大雷　郑童娇　田冬梅　左民
温超　段辉　吴涛　邱焱　蔡晓岚　阎妮　李海英　郭世斌　李春艳　刘晶　刘晓颖　孟华
潘峻岩　秦红梅　沈玉婕　陶冶

This is translation of

ITI Treatment Guide, Volume 7: Ridge Augmentation Procedures in Implant Patients: A Staged Approach 1st Edition in English

© 2014 Quintessence Publishing Co., Ltd

图书在版编目（CIP）数据

口腔种植的牙槽嵴骨增量程序：分阶段方案 /（意）卢卡·科达罗（L. Cordaro），（意）亨德里克·特海（H.Terheyden）主编；宿玉成主译. —沈阳：辽宁科学技术出版社，2016.9（2021.5重印）

ISBN 978-7-5381-9921-5

Ⅰ. ①口… Ⅱ. ①卢… ②亨… ③宿… Ⅲ. ①种植牙—口腔外科学　Ⅳ. ①R782.12

中国版本图书馆CIP数据核字（2016）第210683号

出版发行：辽宁科学技术出版社
　　　　　（地址：沈阳市和平区十一纬路25号　邮编：110003）
印　刷　者：上海利丰雅高印刷有限公司
经　销　者：各地新华书店
幅面尺寸：210mm×280mm
印　　张：14.75
插　　页：4
字　　数：450千字
出版时间：2016年9月第1版
印刷时间：2021年5月第4次印刷
责任编辑：陈刚　苏阳
版式设计：袁舒
责任校对：赵冶

书　　号：ISBN 978-7-5381-9921-5
定　　价：298.00元

投稿热线：024-23280336
邮购热线：024-23284502
E-mail:cyclonechen@126.com
http://www.lnkj.com.cn

国际口腔种植学会（ITI）口腔种植临床指南
第七卷

ITI Treatment Guide

丛书主编：

（澳）斯蒂芬·陈（S. Chen）

（瑞士）丹尼尔·布瑟（D. Buser）

（荷）丹尼尔·维斯梅耶（D. Wismeijer）

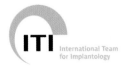

ITI International Team for Implantology

主编：

（意）卢卡·科达罗（L. Cordaro）
（意）亨德里克·特海（H. Terheyden）

主译：

宿玉成

译者：

陈德平　马　蕊　皮雪敏
赵　阳　林　婷

第七卷

口腔种植的牙槽嵴骨增量程序：分阶段方案

Quintessence Publishing Co, Ltd

Berlin, Chicago, London, Tokyo, Barcelona, Beijing,
Istanbul, Milan, Moscow, NewDelhi, Paris, Prague,
SaoPaulo, Seoul, Singapore, Warsaw

本书说明

本书所提供的资料仅仅是用于教学目的，为特殊和疑难病例推荐序列的临床治疗指南。本书所提出的观点是基于国际口腔种植学会（ITI）共识研讨会（ITI Consensus Conferences）的一致性意见。严格说来，这些建议与国际口腔种植学会（ITI）的理念相同，也代表了作者的观点。国际口腔种植学会（ITI）以及作者、编者和出版商并没有说明或保证书中内容的完美性或准确性，对使用本书中信息所引起的损害（包括直接、间接和特殊的损害，意外性损害，经济损失等）所产生的后果，不负有任何责任。本书的资料并不能取代医生对患者的个体评价，因此，将其用于治疗患者时，后果由医生本人负责。

本书中叙述到产品、方法和技术时，使用和参考到的特殊产品、方法、技术和材料，并不代表我们推荐和认可其价值、特点或厂商的观点。

版权所有，尤其是本书所发表的资料。未经出版商事先书面授权，不得翻印本书的全部或部分内容。本书发表资料中所包含的信息，还受到知识产权的保护。在未经相关知识产权所有者事先书面授权时，不得使用这些信息。

本书中提到的某些生产商和产品的名字可能是注册的商标或所有者的名称，即便是未进行特别注释。因此，在本书出现未带专利标记的名称，也不能理解为出版商认为不受专利权保护。

本书使用了 FDI 世界牙科联盟（FDI World Dental Federation）的牙位编码系统。

国际口腔种植学会（ITI）的愿景：

"……通过研究、交流和教育，全面普及和提高牙种植学及其相关组织再生的知识，造福于患者。"

译者序

无疑，口腔种植已经成为牙缺失的理想修复方法。

大体上，口腔种植的发展经历了三个历史阶段：第一阶段是以实验结果为基础的种植发展阶段，其主要成就为骨结合理论的诞生和种植材料学的突破，开启了现代口腔种植的新时代；第二阶段是以扩大适应证为动力的种植发展阶段，其主要成就为引导骨再生技术的确立和种植系统设计的完善；第三阶段是以临床证据为依据的种植发展阶段，或称之为以循证医学研究为特点的种植发展阶段，其主要成就为种植理念的形成和临床原则的逐步确定。显然，这是口腔种植由初级向高级的一个发展过程。在这一进程中，根据临床医生的建议不断进行种植体及上部结构的研发和改进，而且积累了几十年的临床经验后，开始依据治疗效果回顾并审视各种治疗方案和治疗技术。

为此，国际口腔种植学会（ITI）教育委员会基于临床的共识研讨会（ITI Consensus Conference），对口腔种植的各个临床方面达成了共识性论述，并且开始出版"国际口腔种植学会（ITI）口腔种植临床指南"系列丛书。本书为该系列丛书的第七卷，其主要成就包括：

- 明确了牙槽嵴骨增量的方法
- 阐述了骨增量位点的种植手术和治疗效果
- 提出了牙槽嵴骨增量的并发症及其处理

因此，译者团队及审校者认为本书是目前口腔种植的指导性文献，是牙槽嵴骨增量程序的经典著作。

尽管本书英文版在 2014 年刚刚出版发行，目前已经有多种文字翻译出版。国际口腔种植学会（ITI）和国际精粹出版集团要求包括中文在内的各种文字翻译版本必须和原英文版本完全一致。换句话说，本书除了将英文翻译成中文外，版式、纸张质量、页码、图片质量以及中文的排版位置等与原书完全一致。这也体现了目前本书在学术界与出版界中的重要位置。

尽管译者努力坚持"信、达、雅"的翻译原则，尽量忠实于原文、原意，但由于翻译水平有限难免出现不妥和错误之处，请同道批评指正。

至此，我们已经将"国际口腔种植学会（ITI）口腔种植临床指南"系列丛书的第一卷（美学区种植治疗：单颗牙缺失的种植修复，2007 年出版）、第二卷（牙种植学的负荷方案：牙列缺损的负荷方案，2008 年出版）、第三卷（拔牙位点种植：各种治疗方案，2008 年出版）、第四卷（牙种植学的负荷方案：牙列缺失的负荷方案，2010 年出版）、第五卷（上颌窦底提升的临床程序，2012 年出版）、第六卷（美学区连续多颗牙缺失间隙的种植修复，2014 年出版）、第七卷（口腔种植的牙槽嵴骨增量程序：分阶段方案，2015 年出版）以及牙种植学

的 SAC 分类（2009 年出版）的中文译本全部奉献于读者。感谢读者与我们共同分享"国际口腔种植学会（ITI）口腔种植临床指南"系列丛书的精华，服务和惠顾于牙列缺损和牙列缺失的患者。

"国际口腔种植学会（ITI）口腔种植临床指南"系列丛书是牙种植学领域的巨著和丰碑。它将持续不断地向读者推出口腔种植学各个领域的经典著作。

感谢我的同事们花费了大量的时间，校正译稿中的不妥和错误。

感谢国际口腔种植学会（ITI）、国际精萃出版集团和辽宁科学技术出版社对译者的信任，感谢辽宁科学技术出版在本系列丛书中译本出版过程中的合作与贡献。

前　言

确保牙种植治疗成功的基本要求是有足量的牙槽骨可支持所需的种植体的数目和分布。当牙槽骨由于牙槽嵴萎缩、外伤或者病理性改变导致骨量不足时，难以进行种植治疗，除非牙槽嵴获得了充分的骨增量。

"国际口腔种植学会（ITI）口腔种植临床指南"系列丛书第七卷将为临床医生提供用于愈合后位点进行牙槽嵴骨增量的技术及材料相关最新的循证医学信息。

对当前文献最新的分析是基于德国斯图加特召开的国际口腔种植学会（ITI）第四届共识研讨会（2008）的部分结果以及最新的文献回顾。包括术前详细的治疗评估，以及后续对牙槽嵴骨增量方法及相关材料的描述。

由全球 12 位临床医生所提供的病例是不同程度牙槽嵴萎缩的患者获得成功的骨重建，展示内容涉及治疗计划和治疗原则。

"国际口腔种植学会（ITI）口腔种植临床指南"系列丛书第七卷的所有方面，秉承着实现国际口腔种植学会（ITI）愿景的努力"……全面普及和提高牙种植学的知识，造福于患者。"

Stephen Chen　　Daniel Buser　　Daniel Wismeijer

致　谢

感谢 ITI 中心的 Thomas Kiss 先生在本卷口腔种植临床指南筹备过程中给予的宝贵帮助。我们也要向 Juliane Richter 女士（Quintessence Publishing）表示感谢，感谢她在排版及协调出版过程中的辛劳！感谢 Per N. Döhler 先生（Triacom Dental）帮助校订，感谢 Ute Drewes 女士精彩的插图。我们也要感谢国际口腔种植学会（ITI）的合作方 Straumann 公司的一贯支持！

丛书主编、主编和译者

丛书主编：

Stephen Chen
  MDSc, PhD
  School of Dental Science
  University of Melbourne
  720 Swanston Street
  Melbourne, VIC 3010, Australia
  E-mail: schen@balwynperio.com.au

Daniel Buser
  DDS, Prof Dr med dent
  Chair, Department of Oral Surgery and Stomatology
  University of Bern School of Dental Medicine
  Freiburgstrasse 7
  3010 Bern, Switzerland
  E-mail: daniel.buser@zmk.unibe.ch

Daniel Wismeijer
  DDS, PhD, Professor
  Head, Section of Implantology and Prosthetic Dentistry
  Department of Oral Function and Restorative Dentistry
  Academic Centre for Dentistry Amsterdam (ACTA)
  Free University
  Louwesweg 1
  1066 EA Amsterdam, Netherlands
  E-mail: d.wismeijer@acta.nl

主编：

Luca Cordaro
  MD, DDS, PhD
  Head, Department of Periodontics and
  Prosthodontics
  Eastman Dental Hospital Roma and Studio Cordaro
  Via Guido d'Arezzo 2
  00198 Roma, Italy
  E-mail: lucacordaro@usa.net

Hendrik Terheyden
  MD, DDS, Dr med, Dr med dent, Professor
  Department of Oral and Maxillofacial Surgery
  Red Cross Hospital
  Hansteinstrasse 29
  34121 Kassel, Germany
  E-mail: terheyden@rkh-kassel.de

主译：

宿玉成　医学博士，教授
  中国医学科学院北京协和医院口腔种植中心主任、
  首席专家
  中华人民共和国北京市西城区大木仓胡同 41 号，
  100032
  E-mail: yuchengsu@163.com

译者：

陈德平　马　蕊　皮雪敏　赵　阳　林　婷

其他参编作者

Daniel Buser
  DDS, Prof Dr med dent
  Chair, Department of Oral Surgery and Stomatology
  University of Bern School of Dental Medicine
  Freiburgstrasse 7
  3010 Bern, Switzerland
  E-mail: daniel.buser@zmk.unibe.ch

Urs C. Belser
  DMD, Prof Dr med dent
  Chairman emeritus
  Department of Prosthodontics
  University of Geneva School of Dental Medicine
  Rue Barthelémy-Menn 19
  1205 Geneva, Switzerland
  E-mail: urs.belser@unige.ch

Emma L Lewis
  BDS, MBBS
  55 Labouchere Road
  South Perth, WA 6151, Australia
  E-mail: ellewis67@gmail.com

Frank Lozano
  DMD, MS
  2441 NW 43rd Street Suite 16
  Gainesville, FL 32606, USA
  E-mail: champuf@aol.com

Paolo Casentini
  DDS, Dr med dent
  Narcodont Piazza S. Ambrogio 16
  20123 Milano, Italy
  E-mail: paolocasentini@fastwebnet.it

Bruno Schmid
  Dr med dent
  Bayweg 3
  3123 Belp, Switzerland
  E-mail: brunoschmid@vtxmail.ch

Waldemar D. Polido
  DDS, MS, PhD
  Oral and Maxillofacial Surgery/Implant Dentistry
  Hospital Moinhos de Vento and
  Contento – OdontologiaEspecializada
  R. Marcelo Gama, 1148
  Porto Alegre, RS, Brazil
  E-mail: cirurgia.implantes@polido.com.br

Paulo Eduardo Pittas do Canto
  DDS
  Prosthodontics
  Contento – OdontologiaEspecializada
  R. Marcelo Gama, 1148
  Porto Alegre, RS, Brazil
  E-Mail: pittasdocanto@terra.com.br

Mario Roccuzzo
  DMD, Dr med dent
  CorsoTassoni 14
  10143 Torino, Italy
  E-mail: mroccuzzo@iol.it

Luca Cordaro
  MD, DDS, PhD
  Head, Department of Periodontics and
  Prosthodontics
  Eastman Dental Hospital Roma and Studio Cordaro
  Via Guido d'Arezzo 2
  00198 Roma,Italy
  E-mail: lucacordaro@usa.net

Dieter Weingart
  Dr med, Dr med dent, Professor
  Department of Maxillofacial Surgery
  Klinikum Stuttgart, Katharinenhospital
  Kriegsbergstraße 60
  70174 Stuttgart, Germany
  E-mail: d.weingart@klinikum-stuttgart.de

Yong-Dae Kwon
  DMD, MSD, PhD, Professor
  Department of Oral and Maxillofacial Surgery
  Kyung Hee University School of Dentistry
  26 Kyungheedae-ro, Dongdaemun-gu
  130-701 Seoul, Korea
  E-mail: yongdae.kwon@gmail.com

Matteo Chiapasco
  MD, Professor
  Head, Unit of Oral Surgery
  School of Dentistry and Stomatology
  San Paolo Hospital, University of Milan
  Via Beldiletto 1/3
  20142 Milano, Italy
  E-mail: matteo.chiapasco@unimi.it

João Emílio RoeheNeto
  DDS
  Rua Soledade, 569/1110, Torre Beta
  Porto Alegre, RS, Brazil
  E-mail: jemiliorn@gmail.com

Hendrik Terheyden
  MD, DDS, Dr med, Dr med dent, Professor
  Department of Oral and Maxillofacial Surgery
  Red Cross Hospital
  Hansteinstrasse 29
  34121 Kassel, Germany
  E-mail: terheyden@rkh-kassel.de

目　录

1 导　言

H. Terheyden, L. Cordaro

应用骨增量技术来增加缺损或萎缩的牙槽骨骨量，文献中已有相关方面的广泛描述。骨增量技术被全球很多的种植外科医生应用，这确保在种植位点可安全地植入种植体，使种植体能够支持功能及美学均为理想的种植修复体。

过去几年间，产生了用于应对各种形状或不同体积骨缺损的许多外科技术，无论是何种原因导致的骨缺损，例如牙槽嵴萎缩、外伤、炎症、肿瘤或发育畸形。但是，牙槽嵴骨增量也会遇到多种因素所导致的局限性或并发症，例如系统疾病、口腔科疾病、骨缺损的部位及范围、患者的偏好、不愿接受较多的手术程序或预算等方面的考量。

一般而言，在骨再生性位点和天然骨位点的种植体存留率无显著性差异，均令人满意。

牙槽嵴骨增量被用于三个主要目标：

- 功能：创造一定体积的、有活性的牙槽骨，使其能够充分容纳一定长度和直径的种植体，且位于理想的功能位置，并能获得理想的种植修复。
- 美学：为相关的软组织提供骨支持，满足牙龈或黏膜以及面部结构的美学表现的需求。
- 预后：在种植体颈部创建充足的骨量，保证其能够覆盖种植体的骨内部分，确保种植体能获得软组织紧密封闭和可预期的长期稳定性。

次要目标是选择具体的方法使手术技术简化、患者的术中和术后痛苦降至最低，确保低的并发症，减少手术次数。同时需考量费用、可预期性和愈合时间。临床医生应该认识到，针对患者的美学和功能需求，应该有一种或多种修复方案可供选择。提供治疗方案的医生有责任研究这些治疗选项、推荐最好的解决方案以及帮助患者实现期望的效果。最终良好的修复策略可通过临时修复体的试戴，也可通过适当的软件环境模拟实现。这样，患者可以非常透彻地理解最终的修复效果，并且不会产生误解。这种对最终治疗效果的预演可清晰地显示是否需要通过骨增量程序来校正硬组织和软组织的缺损。

通过这种方式预见患者的需求被称为"逆向计划"，治疗策略源于"以修复为导向的"方法。基于此原则，牙医应该考虑到需要重建牙槽骨来满足修复的需求，而不是通过修复的妥协来完成治疗。

同时，医生没有理由阻止患者接受这些有用的骨增量程序，仅仅是因为自己不具备独立完成这些治疗程序的能力。更好的选择是建议患者去找口腔颌面外科医生，而不是选择可能导致修复效果不理想的妥协方案。即便如此，还是要求临床医生掌握骨增量技术的基本知识，并能为患者提供正确的选项，确保整个临床团队的每个成员均能密切合作至关重要。

本卷的主题是探讨在愈合后的位点实施牙槽嵴骨增量程序，以备延期种植体植入。在此，将这种方法称之为"分阶段方案"（这并不是说骨增量程序本身包含多个阶段），不同于在种植体植入同期进行骨增量的同期方案，而是分解成先期进行牙槽嵴增量手术，延期进行种植体植入。对于同期骨增量程序，本卷不再展开讨论。上颌窦底提升技术已经在"国际口腔种植学会（ITI）治疗指南"系列丛书第六卷详述，拔牙位点种植体的骨增量程序的详细内容，可见第三卷。

作者的愿望是为读者提供评估骨缺损的系统方法，这些方法是依据具体的临床情况，针对各种不同的骨缺损类型，为医生提供选择最佳外科策略的治疗指南。

2 关于牙槽嵴骨增量的共识性论述及文献评述

在 2008 年斯图加特举行的第四届国际口腔种植学会（ITI）共识研讨会中，指定不同小组讨论不同的主题。其中第 4 组讨论的内容是牙种植学中使用的外科技术和生物材料，并对可用的文献进行评估。第 4 组备有 4 篇评述，其中 2 篇是关于牙槽嵴骨增量的材料和方法：

- Simon Storgård Jensen 和 Hendrik Terheyden：牙槽嵴局部缺损的骨增量程序：应用不同骨移植材料和骨代用品的临床结论

评述（Jensen and Terheyden，2009）
- Matteo Chiapasco，Paolo Casentini 和 Marco Zaniboni：牙种植学中的骨增量程序（Chiapasco et al，2009）

这些评述成为了该组讨论的基础，并且后续形成了一系列共识性论述和临床治疗建议（Chen et al，2009）。第 2.1 节中总结了这些共识性论述以及适用于牙槽嵴骨增量程序的临床建议。第 2.2 节中为读者更新了自 2009 年发表这些共识性论述之后的文献。

2.1 2008年国际口腔种植学会（ITI）共识研讨会确立的共识性论述和治疗指南

2.1.1 共识性论述

总述

- 为了能在缺牙区牙槽嵴植入种植体，利用某些外科程序进行骨增量行之有效。然而，事实上多数研究是回顾性研究，样本量小且随访期短
- 因此，不能直接比较各项研究，也不能得出明确的结论
- 骨缺损存在各种情况，从开窗式、裂开式、水平向、垂直向到以上各种组合式缺损，复杂程度依次递增
- 有各种各样不同生物学和力学性质的骨增量材料，范围从颗粒状异质材料到口内块状自体骨
- 修复牙槽嵴局部骨缺损之后，新生骨中的种植体存留率与原始自体骨中的种植体存留率类似
- 无法根据种植体存留率来评估某种骨增量技术较之于其他技术的优势

裂开式和开窗式骨缺损

- 裂开式和开窗式骨缺损骨增量对减少种植体表面暴露量是有效的。无论采取何种植骨方案，都不可能是解决裂开式和开窗式骨缺损的终极方案
- 当在植骨程序中运用屏障膜时可以观察到缺损部位成骨增加
- 裂开式或开窗式骨缺损骨增量同期植入种植体存留率高

水平向牙槽嵴骨增量

- 就增加牙槽嵴宽度而言，行之有效具有可预期性
- 与利用骨移植颗粒状自体骨（用或不用屏障膜）相比，利用块状自体骨（用或不用屏障膜）进行骨增量，可以获得的骨宽度更佳且并发症风险更低
- 水平向骨增量的牙槽嵴内植入种植体存留率高

垂直向牙槽嵴骨增量

- 可以增加牙槽嵴高度。然而，可预期性仍然不及水平向牙槽嵴骨增量
- 与利用骨移植颗粒（用或不用屏障膜）相比，利用块状自体骨（用或不用屏障膜）进行骨增量可以获得更佳的骨高度
- 牙槽嵴垂直向骨增量并发症的发生率比水平向牙槽嵴骨增量高
- 垂直向骨增量后的牙槽骨内植入的种植体存留率高

穿牙槽嵴顶上颌窦底提升

- 穿牙槽嵴顶上颌窦底提升在上颌后部增加骨量方面具有可预期性
- 各种植骨材料的单独使用或联合使用，均具有安全性和有可预期性。这些材料包括自体骨、同种异体骨、异种骨和异质材料
- 目前，尚不清楚移植材料的使用是否改善了预后

缺牙区广泛吸收的牙槽嵴外置法骨移植

- 自体骨外置法骨移植程序对于改善严重吸收的缺牙区牙槽嵴、植入种植体有效且有可预期性。在多数病例从口内和／或口外供区获取移植材料都能顺利愈合／整合
- 已报道自体骨外置法骨移植重建后的上颌和下颌骨内的种植体存留率。存留率是可接受的，比原始自体骨内种植体的存留率略低

侧壁开窗上颌窦底提升

- 上颌窦底提升程序对于上颌后部骨增量可以预期
- 多种骨移植材料的单独或联合使用均安全且正常的。这些材料包括自体骨、同种异体骨、异种骨和异质材料
- 使用自体移植物不会影响粗糙表面种植体的存留率无关，但是可能缩短愈合时间
- 上颌骨剩余牙槽嵴的骨质和骨量与种植体的存留率有关，与采用何种骨增量程序无关
- 上颌窦底骨增量之后植入粗糙表面种植体存留率与植入原始自体骨内种植体存留率相似

牙槽嵴骨劈开／牙槽嵴扩张同期种植体植入

- 对于特定的病例，牙槽嵴骨劈开和扩张术对改善中度吸收的缺牙区牙槽嵴条件有效
- 使用牙槽嵴劈开／扩张术增量后位点植入的种植体存留率与植入天然骨的种植体存留率类似

牙槽嵴劈开联合骨移植

- 牙槽嵴劈开术联合骨移植分阶段种植体植入缺乏文献依据

垂直向牵张成骨

- 牙槽嵴牵张成骨可以用于治疗某些垂直向牙槽嵴骨缺损病例
- 牙槽嵴牵张成骨并发症发生率较高。其中包括牵引方向偏移、牵张不全、牵张器折断以及初始获得的骨部分退化
- 牵张成骨后位点植入的种植体存留率与原始

自体骨内植入的种植体类似

Le Fort Ⅰ型截骨及自体骨夹层骨移植

- Le Fort Ⅰ型截骨及自体骨夹层移植已成功用于治疗伴发下颌关系严重失调的上颌骨萎缩

2.1.2 临床治疗指南

- 骨增量程序应遵循以修复为导向的治疗计划，以获得理想的种植体三维位置。无论何时都应该秉承"以修复为导向的骨增量"理念

局部骨缺损

- 使用颗粒状自体骨或骨代用品并用屏障膜覆盖，可以成功修复裂开式和开窗式骨缺损
- 水平向牙槽嵴骨增量，通常需要使用块状自体骨，可能需联合使用屏障膜和／或颗粒状自体骨或骨代用品
- 垂直向牙槽嵴骨增量，最常使用块状自体骨，可能需联合应用屏障膜和／或颗粒状自体骨、同种异体骨或异种骨。尽管使用块状自体骨并发症发生率较高，包括植骨块吸收，预期需要额外植骨。局部垂直向骨缺损可能需要复杂外科程序如牵张成骨、夹层骨移植或口外供区取骨进行外置法骨移植
- 临床医生应该清楚的是缺损类型越复杂，缺损区可获得的充填骨量越少、并发症发生率和需要额外自体骨移植程序的可能性越高。应该依据具体临床条件下，应该按照所需要生物学和机械学特性来选择骨移植材料
- 只要使用颗粒状植骨材料都建议使用屏障膜

严重吸收的缺牙区牙槽嵴自体骨外置法骨移植

- 外置法骨移植是技术敏感型程序，建议仅由经验丰富的临床医生操作
- 口内供区（包括颏联合部、下颌体和下颌升支以及上颌结节）和口外供区（包括髂嵴和颅骨）均可以用于获取自体骨
- 选择口内或口外供区主要取决于重建缺损牙

槽嵴所需要的骨量。供区应更多选择皮质骨成分比较高的部位，这样可减少骨移植物早期或后期吸收的风险

- 颏联合部取骨会引起相关不适，通常可用骨量有限，经常发生切牙神经损伤。因此颏联合不应作为取骨区的首选

- 上颌结节取骨引起的不适较少，但是没有足够的文献支持。可用骨的质量和骨量通常不佳。适应证仅限于小范围骨缺损的重建

- 因为可以选择从两侧取骨，下颌升支可提供骨质和骨量均良好的可用骨

- 髂嵴取骨可提供充足骨量，但以松质骨为主，导致不可预期的骨吸收风险较高。从髂嵴前部取骨可能造成短暂的步态障碍

- 颅顶取骨可提供更多皮质骨并且较少引起不适

- 精确修整和用螺钉固定植骨块，无张力初期创口关闭，是获得手术成功的基础。建议过量充填缺损部位来弥补可能发生的骨吸收。用低吸收率的异种／同种异体材料覆盖骨块（并用或不用屏障膜），可能减少骨吸收

- 必须考量经济和生物学成本。在特定的病例，可考虑使用短和／或细直径种植体

- 由于剩余骨质量欠佳和存在气化腔（包括上颌窦腔和鼻腔）严重萎缩的上颌骨缺牙区往往需要自体骨移植

- 骨移植同期种植体植入以及延期种植体植入均有报道。但建议延期种植体植入

牙槽嵴劈开／牙槽嵴扩张技术

- 牙槽嵴劈开／牙槽嵴扩张技术适用于缺牙区牙槽嵴水平向吸收、颊舌侧皮质骨板之间存在松质骨，且有足够的剩余牙槽嵴高度的特定病例

- 牙槽嵴过于唇倾是此项技术的禁忌证，因为从修复角度出发这可能使得原有的临床条件变得更糟

- 倒凹的存在可能增加骨折的风险

- 这项技术主要适用于上颌骨。由于骨的脆性，下颌骨进行牙槽嵴扩张通常很难

垂直向牵张成骨

- 垂直向牵张成骨是一项技术敏感型程序，建议由经过充分培训的临床医生进行

- 这项技术的适应证应仅限于垂直向牙槽嵴缺损而剩余牙槽嵴宽度充足。由于被牵张的部分至少应有 3 mm 高，严重吸收的下颌骨不适用此术式，因为有神经损伤和／或下颌骨折的风险

- 上颌窦腔和／或鼻腔的存在可能是禁忌证。

- 致密的腭侧黏膜可能对牵张的量有负面影响

Le Fort Ⅰ型截骨及自体骨夹层骨移植

- Le Fort Ⅰ型截骨及自体骨夹层骨移植适用于严重吸收的上颌骨、水平向和垂直向颌关系不佳的情况

- 这项手术对技术要求高，建议由训练有素的临床医生操作

侧壁开窗上颌窦底提升

- 初始骨高度不足、无法植入预计长度的种植体时，可使用侧壁开窗的上颌窦底提升用以增加骨高度

- 当上颌骨三维方向均存在萎缩时，上颌后部缺牙区不仅应通过提升上颌窦底增加初始骨高度，还应纠正任何垂直向和水平向的牙槽嵴缺损。如果存在垂直向／水平向颌间缺损，可考虑外置法骨移植创造充足的骨量及合适的颌间关系，以获得最佳的种植体植入位置和相关的修复体位置

- 应采集原始临床数据，并且按照已明确的标准进行骨缺损分类

- 如果初始骨高度可获得种植体初始稳定性，建议同期植入种植体（同期外科程序）。对于不能获得种植体初始稳定性的情况，可通过分阶段外科程序先进行上颌窦底提升，之后延期植入种植体（分阶段外科程序）

- 应使用粗糙表面的种植体。当骨代用品作为唯一的植骨材料时，应使用屏障膜覆盖入路骨窗

穿牙槽嵴顶上颌窦底提升

- 穿牙槽嵴顶上颌窦底提升可用于牙槽嵴宽度充足，初始骨高度 5 mm 及以上，且毗邻上颌窦底解剖形态平坦的条件
- 这项技术的主要缺点是可能造成上颌窦底黏膜穿孔，这种穿孔难以觉察和修复。因此，穿牙槽嵴顶上颌窦底提升只能由对经侧壁开窗上颌窦底提升经验丰富的医生进行
- 这项技术的前提是能够获得种植体初始稳定性

2.1.3 治疗效果

第四届 ITI 共识研讨会上 Jensen、Terheyden (2009) 和 Chiapasco 等发表的评述均有报告后续的治疗效果。

裂开式缺损的治疗

临床使用的不同方法治疗裂开式骨缺损，5 年的种植体存留率为 94%～100%。当不使用骨移植材料仅覆盖屏障膜时，缺损可被修复 76%～79% 不等。使用骨移植材料时，缺损可被修复 84%～87% 不等，效果最好的是使用去蛋白牛骨基质（DBBM）Bio-Oss®（Geistlich，Waldenburg，Switzerland）联合可吸收性非交联胶原膜（Bio-Gide®；Geistlich）。

分阶段水平向牙槽嵴增量

应用不同方式进行分阶段水平向牙槽嵴骨增量，种植体 5 年存留率为 97%～100%。依据所使用

材料的不同，可获得的牙槽嵴宽度为 3.2～4.7 mm。效果最好的为 DBBM 和颗粒状自体骨混合，并覆盖屏障膜。报道中，用同种异体移植物获得的骨宽度最少。

分阶段垂直向牙槽嵴增量

应用不同方式进行分阶段垂直向牙槽嵴增量，种植体 5 年存留率为 97%～100%。依据所使用的材料的不同可获得的牙槽嵴高度为 3.6～9.2 mm。效果最好的为髂骨外置法骨移植，用 DBBM 和颗粒状自体骨混合获得的骨高度最少。

并发症率

裂开式骨缺损单阶段骨增量术式报道的并发症率为 12%～26%，主要包括软组织裂开和创口感染。膜暴露的并发症最多见于膨体聚四氟乙烯（ePTFE）膜。

评述中报道的水平向骨增量分阶段治疗并发症发生率大相径庭，范围由 5%～43% 不等。43% 的发生率主要报道于使用 ePTFE 膜的病例，且主要问题是膜暴露。对于其他材料，主要的并发症率通常为 5%。

垂直向增量比水平向增量的病例并发症率更高，范围为 14%～26%。并发症率最低者为口内块状自体骨移植，最高者为髂骨取骨，后者引起的最明显的并发症为供区位点术后疼痛和步态障碍。

2.2 文献评述

L. Cordaro

已经有许多专注于牙槽骨增量技术的评述。多数研究通过报道骨增量区域植入的种植体与可能的治疗效果、并发症和成功率，试图说明特定牙槽骨重建技术的益处（Jensen and Terheyden，2009；Chiapasco et al，2009；Aghaloo and Moy，2007）。

这些系统性评述的结果指出，许多重建技术已证明是相对安全和有效的，其中包括：

- 块状自体骨移植
- 用自体植骨进行经侧壁开窗的上颌窦底提升
- 用骨凿或其他特殊设计的器械进行穿牙槽嵴顶上颌窦底提升
- 用屏障膜和自体骨和／或骨代用品同期或分期引导骨再生
- 用骨凿或动力设备进行水平向牙槽嵴劈开／扩张
- 垂直向或水平向牵张成骨
- 用颌骨移位和植骨的截骨术

全球各地临床医生在广泛应用不同的分阶段或同期骨增量程序，效果各异。

然而，由于多数临床研究并没有明确的纳入标准，多数可用数据都专注于增量技术本身而忽略了临床基本条件。例如一些关于引导骨再生的研究报道了牙列缺损或牙列缺失的患者的治疗效果，但基准的缺损类型不同。初始缺损情况不详，使得临床医生根据具体的临床病例选择骨增量的方式时，很难获得文献支持的结论。

本卷临床治疗指南试图引导临床医生在面对不同牙缺损类型和骨缺损类型时，针对每一例临床情况选择最合适的临床程序。在第 3 章，会阐述骨缺损类型的分类。第 4 章会提供基于具体临床基本情况所推荐的外科程序示意图。这些临床建议是基于最新系统性评述的结论，确立了骨缺损类型和范围相关的不同骨增量程序的临床适应证（Milincovic and Cordaro，2013）。

本评述的文献搜索使用 Medline（PubMed）和 Cochrane 图书馆数据，使用搜索标准是发表于 1990—2012 年之间的相关临床数据，并手动搜索最新杂志加以补充。

所有类型的临床调查都考虑在内，包括随机或不随机的临床对照实验、前瞻性和回顾性研究，包括仅测量骨增量的数据而没有报道其他测量结果的论文。

纳入标准

- 缺损类型信息（在牙列缺损或牙列缺失的颌骨中开窗式骨缺损、裂开式骨缺损、垂直向或水平向或联合骨缺损）
- 术前或术后有关牙槽嵴尺寸的信息和获得骨量的信息

牙列缺损适用标准限于牙槽嵴信息和缺损特征和获得骨量。

排除标准

- 手术同期种植体即刻植入新鲜拔牙窝内（1型，ITI 分类）

- 上颌窦底骨增量而没有额外牙槽嵴骨增量
- 病例报告
- 不包含临床结果的技术报告
- 仅提供了组织学数据的研究
- 手术之前有种植体周围炎、外伤、肿瘤切除或其他各种系统性疾病的治疗

评述治疗结果摘录

- 手术之前和之后缺损大小和／或手术之后获得的骨量（报道为缺损充填或者垂直向骨增量）
- 骨增量位点的种植体存留率和成功率
- 种植体失败率
- 并发症率

所有符合纳入标准的研究依据牙齿缺失类型（牙列缺损或缺失）、骨缺损类型（开窗式、裂开式、水平向或垂直向）以及骨增量技术进行分类。通过这种方法，笔者可以将骨增量程序的结果与缺损类型及大小联系起来。没有说明初始状态的研究被剔除，由于它们没有针对特定程序的指征。

2.2.1 纳入研究

评述中包含 35 篇部分牙缺失水平向骨缺损的病例：16 篇种植体植入同期实施了引导骨再生、5 篇分阶段引导骨再生、8 篇块状自体骨移植和 6 篇牙槽嵴劈开／扩张术。总共 19 篇研究关于部分牙缺失垂直向骨缺损的病例：4 篇同期引导骨再生、2 篇分阶段引导骨再生、6 篇块状自体骨移植和 7 篇牵张成骨。15 篇牙列缺失的病例：9 篇垂直向或水平向骨增量或垂直向和水平向骨增量块状自体骨移植，6 篇 Le Fort Ⅰ 型截骨。

2.2.2 牙列缺损的患者

报道中将牙列缺损患者的治疗效果与初始临床信息和骨增量技术相关联，对于具体缺损类型和大小采取不同的手术方法获得了一些启示。影响这部分评述的主要局限因素是并非所有文献都对区分单颗牙间隙和连续多颗牙缺失间隙提供了详细的信息。

开窗式和裂开式骨缺损

有足够的文献支持在种植体植入同期进行 GBR 治疗开窗式和裂开式骨缺损。

水平向骨缺损

当剩余牙槽嵴宽度至少为 2.9 mm 时，有文献支持使用分阶段 GBR 水平向骨增量为种植体植入（骨重建愈合之后）做准备。纳入研究中平均骨获得量为 3.31 mm，其中包括由于屏障膜暴露所致的 15% 的并发症率。

已有科学文献支持当牙槽嵴平均宽度为 3.19 mm 时，可使用块状自体骨进行分阶段水平向骨增量。文献记录这种方法在种植体植入时可获得 4.3 mm 水平向骨量，由于移植材料暴露并发症率为 2.5%～10%。

文献也有证据支持使用牙槽嵴劈开／扩张技术对于骨缺损牙槽嵴（平均牙槽嵴宽度：3.37 mm）进行水平向骨增量。有文献记录平均获得的水平向骨量为 2.95 mm，包含颊侧骨板断裂导致并发症率为 0.9%～26%。

垂直向骨缺损

有文献支持初始四周型垂直向骨缺损为 4.1 mm 时种植体植入同期进行引导骨再生，可获得有效的骨增量。基于纳入研究的结果，这项技术平均可以获得垂直向骨量 3.04 mm，12.6% 的病例发生了屏障膜的暴露。

初始垂直向骨缺损 4.7 mm 可进行分阶段引导骨再生，延期种植体植入。文献报道愈合之后平均可获得垂直向骨量 4.3 mm，包括由于屏障膜暴露导致的 8% 的并发症率。

有报道若至少需要垂直向骨增量为 4 mm 时，使用块状自体骨平均可获得垂直向骨量 4.7 mm。预期发生并发症风险较高，12.5%～33.33% 的病例发生移植材料暴露，以及 8%～20% 的病例移植材料全部丧失。

亦有文献支持使用牵张成骨治疗垂直向骨缺损。用这种技术可获得垂直向骨量 7 mm。并发症率相对较高，包括 18%～22% 的病例发生舌向倾斜，2.9% 出现永久的感觉异常，64% 的病例需要额外植骨。

基于这篇系统性评述，对部分牙列缺损患者特定缺损类型的治疗提供一些特定的临床指征。

水平向骨缺损的骨增量

水平向骨缺损牙槽嵴宽度小于 4 mm 且当种植体植入之后仅发现裂开式骨缺损时，同期引导骨再生（种植体植入同时）是有效的。当牙槽嵴少于 3.5 mm，有种植体植入骨轮廓之外或初始稳定性降低的风险，必须进行分阶段程序，无论是引导骨再生（增量潜力更少）或者块状自体骨移植（重建范围更广，但是可能需要额外取骨程序）都可能成功。牙槽嵴劈开或扩张可能用于后者，但是这一技术与之前提到的技术相比并发症率更高且增加的骨量更少。

垂直向骨缺损的骨增量

治疗垂直向骨缺损，当初始垂直向缺损最大为 4 mm 时，种植体植入同期引导骨再生是可行的。缺损大于 4 mm 时，可进行引导骨再生程序而不选择同期种植体植入。当需要至少 4 mm 垂直向骨重建时，可使用块状自体骨移植，平均可获得垂直向骨量 4.7 mm。值得注意的是尽管可以获得这些垂直向的骨量，但这一技术使得并发症率增加且需要高超的临床技术和经验。牵张成骨就垂直面牙槽嵴增量而言，是另外一个治疗选项，可预期获得 7 mm 的垂直向骨量。这一技术并发症率相对较高，且对患者来说是一个非常艰难的方案。

2.2.3 牙列缺失的患者

能纳入无牙颌患者的骨增量报道的研究相对较少。多数的病例，不可能将部分牙缺失与无牙颌的数据区分开来，因为多数不同外科技术处理的相关文献中较少报道这类患者群。

多数作者既没有报道术前和术后牙槽嵴尺寸，也未报道获得的骨量。因此，为了与部分牙列缺损病例形成对照，纳入牙列缺失病例报道使用了较宽松的选择标准。数据可提取出来用于块状自体骨移植和 Le Fort I 型截骨，但是缺乏初始骨缺损特征信息，不能用于其他技术如引导骨再生、牙槽嵴劈开或牵张成骨。

块状自体骨移植

某些科学文献支持对严重吸收的上颌及下颌牙列缺失患者使用块状自体骨移植材料进行垂直向、水平向或垂直向水平向联合骨增量。供区并发症报道为 8%～11.1%，8%～20% 的患者发生部分或全部移植材料丧失。

Le Fort I 型截骨

该颌面外科程序被广泛用于治疗萎缩的牙列缺失的上颌骨，并且已有足够的文献支持。可以选择用于治疗IV类、V类或VI类（Cawood and Howell，1988）无牙颌牙槽嵴，主要目标是为上颌骨获得骨增量和三维重建至理想的颌位关系。这一常用的外科程序可预期种植体存留率为 86.6%。

所有报道的颌骨萎缩的无牙颌（可基于这篇评述包含的标准进行评估）都已获得成功的骨增量效果。换言之，纳入报道中的多数作者所提供的牙槽嵴增量手术之前和之后以及获得的骨量的信息有限。

总而言之，据可用文献综合评述之后，没有明确的标准可以用以选择治疗无牙颌特定临床情况的骨增量手术的类型。对具体的无牙颌条件而言，要选择何种骨增量技术的决策仍然由临床医生依据经验和在培训中口口相传的引导。

2.3 系统性评述参考文献

全部出处请参考第9章参考文献的字母顺序列表。

牙列缺损的引导骨再生同期种植体植入

Dahlin et al, 1995；Fugazzotto, 1997；Zitzmann et al, 1997；Peleg et al, 1999；von Arx et al, 1998；Lorenzoni et al, 1999；Carpio et al, 2000；Widmark and Ivanoff, 2000；van Steenberghe et al, 2000；Nemcovsky et al, 2000；Blanco et al, 2005；De Boever and De Boever, 2005；Hämmerle et al, 2008；Park et al, 2008；Jung et al, 2009；Dahlin et al, 2010。

牙列缺损的引导骨再生分阶段种植体植入

Parodi et al, 1999；Chapasco et al, 1999；Meijndert et al, 2005；von Arx and Buser, 2006；Geurs et al, 2008；Hämmerle et al, 2008。

牙列缺损：块状自体骨移植水平向牙槽嵴增量

Buser et al, 1996；von Arx et al, 1998；Chiapasco et al, 1999；Acocella et al, 2010；Wallace and Gellin, 2010；Cordaro et al, 2011b；Nissan et al, 2011。

牙列缺损：牙槽嵴劈开/扩增水平向骨增量

Sethi and Kaus, 2000；Chiapasco et al, 2006a；Blus and Szmukler-Moncler, 2006；Gonzalez-Garcia et al, 2011；Anitua et al, 2011。

牙列缺损垂直向骨缺损：引导骨再生同期种植体植入

Simion et al, 2001；Simion et al, 2007；Llambes et al, 2007。

牙列缺损垂直向骨缺损：引导骨再生延期种植体植入

Simion et al, 2007；Todisco, 2010。

牙列缺损垂直向骨缺损：块状自体骨移植

Sethi and Kaus, 2001；Bahat and Fontanessi, 2001；Chiapasco et al, 2007b；Roccuzzo et al, 2007；Cordaro et al, 2010；Nissan et al, 2011。

牙列缺损垂直向骨缺损：牵张成骨

Gaggl et al, 2000；Rachmiel et al, 2001；Jensen et al, 2002；Chiapasco et al, 2004a；Marchetti et al, 2007；Chiapasco et al, 2007b；Robiony et al, 2008。

牙列缺失：块状自体骨移植垂直向和/或水平向骨增量

Adell et al, 1990；Jensen and Sindet-Pedersen, 1991；Donovan et al, 1994；Triplett and Schow, 1996；McGrath et al, 1996；Neyt et al, 1997；Lundgren et al, 1997；Schwartz-Arad and Lewin, 2005；Smolka et al, 2006。

牙列缺失：Le Fort I 型截骨和上颌骨增量

Isaksson et al, 1993；Li et al, 1996；Kahnberg et al, 1999；Stoelinga et al, 2000；Chiapasco et al, 2007a；De Santis et al, 2012。

3 术前评估和治疗计划

L. Cordaro

3.1 解剖形态

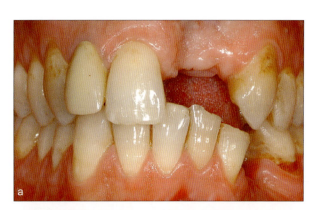

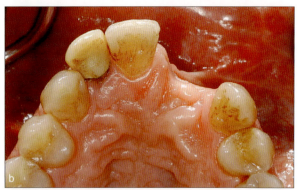

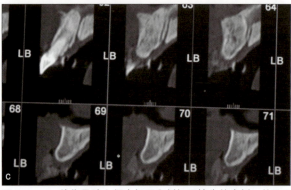

任何牙缺失都可能导致牙槽嵴的大量骨吸收。由于发生骨丧失，牙槽嵴解剖形态会发生不同程度的改变。

一些学者已经描述过这种骨吸收过程，并且提出区别不同类型牙槽嵴萎缩的分类方法。本章结尾部分将推荐一种骨缺损分类，不仅考量牙槽嵴解剖形态的指征，还考量可行的治疗选项。

分阶段的牙槽嵴增量程序通常适用于存在严重骨缺损的情况。这种方法并不限定在牙弓的特定区域，而是可以用于口腔的任何部位。为了植入合适直径的种植体，或者为获得兼具美学和功能的种植体支持式修复体创造适合的条件，可能需要骨增量。获得"理想的"美学和功能的修复治疗之必要条件包括所设计的修复体的正确𬌗关系、理想的软组织支持和合理的冠长度。

3.1.1 种植体植入所需的骨量和骨质

很少有研究关注于安全植入种植体究竟需要多少骨量。然而，种植体必须按照治疗计划植入正确的修复位置。通常，牙槽嵴可能是存在"充足骨量"以植入种植体，但这并非理想的植入位置。因此，骨量不充足的牙槽嵴必须经过重建，以保证种植体可以按照修复计划植入在正确的位置（图 1a ～ c）。

图 1a ～ c 外伤导致上颌中切牙和侧切牙缺失的病例。从正面观和𬌗面观可清晰观察到骨缺损（a，b）。放射线垂直断层片测量（c）[1] 剩余牙槽嵴宽度 7 mm，高度 14 mm。尽管该部位有足够的骨量可供种植体植入，但这只能获得非理想的种植体位置。在美学区域的牙缺失位点，实现以美学为导向的种植体植入的唯一途径是骨重建

---

[1] 应用 dentascan 软件重新格式化 TC

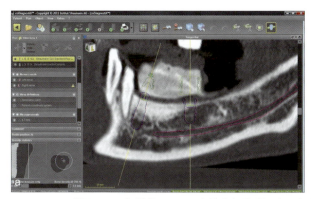 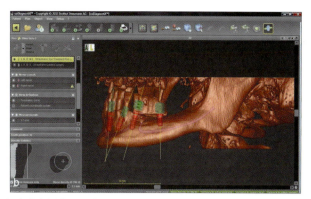

图 2a ~ b　利用 CBCT 扫描的 DICOM 文件进行外科设计。在这个特殊病例中，只有使用 6 mm 长的种植体才能保证种植体位于下颌管上方。三维重建影像允许对病例进行全面的评估

必须应用参考工具确定将种植体植入理想位置时所需的骨量。使用设计软件结合锥形束 CT(cone beam computed tomography，CBCT) 扫描的三维影像是分析骨缺损的一个很好的手段（图 2a ~ b）。

牙槽嵴宽度应该大于种植体直径，分别在种植体颊侧和腭侧或舌侧保留 1~1.5 mm 的骨板（Dietrich et al，1993）。对于标准直径种植体来说，牙槽嵴宽度应为 6~7 mm；对细种植体来说，牙槽嵴宽度应为 5~6 mm；对粗种植体来说，牙槽嵴宽度应至少为 7.5 mm。

关于种植修复体长期成功所需的牙槽骨高度已经有广泛的讨论。在骨内种植体应用的早期阶段，有些学者认为需要选择长种植体来确保种植体颈部及根方与皮质骨啮合。然而，现阶段已经非常明确，8 mm（下颌）或 10 mm（上颌）的微粗糙表面种植体即可获得类似的成功率（Buser，1997）。近期有些学者致力于观察较短种植体（6 mm）的临床效果，并已从对照研究中获得令人鼓舞的结果（Annibali et al，2012；Atieh et al，2012；Sun et al，2011；Telleman et al，2011）。

尽管缺乏大量的证据支持，使用短种植体支持非常长的牙冠可能导致欠佳的美学效果，并影响长期效果。另一方面，如果颌间距离正常或减小时，可计划使用标准直径 6 mm 长的种植体。宽直径短种植体可用于获得更好的初始稳定性。

除了牙槽骨骨量之外，应对牙槽骨萎缩的另一个重要考量是牙槽骨质量，牙槽骨质量影响种植体的初始稳定性，而初始稳定性是种植体获得骨结合的基本条件。颌骨的牙槽突和基骨的骨密度非常接近。作为一个基本原则，上颌骨相对下颌骨骨密度更低，但血供更好，有利于骨移植材料和种植体愈合。

相反，下颌骨通常密度较高，且皮质骨较厚。皮质骨血供较少可能影响骨移植材料的愈合，尽管几乎没有科学证据证实这种观点。当颌骨极度萎缩时，下颌骨骨松质成分可能几乎完全消失，在双侧颏孔之间的前牙区更加显著。这一点必须从外科手术的视角去细心体会。在种植窝预备和种植体植入时，可能导致牙槽骨过热。必须采取措施避免过热对种植体骨结合的不良效应，例如使用锋利的钻、降低钻速、利用大量的生理盐水冲洗、避免对手机过度加压以及在植入种植体前进行螺纹成形。

3.1.2　上颌和下颌无牙颌的骨吸收类型

上颌和下颌牙槽骨吸收的类型明显不同。上颌前部和后部牙缺失之后，颌骨向中心方向吸收。这导致颌骨除了垂直向骨吸收外还有水平向和矢状向牙弓的吸收。结果，与有牙时相比萎缩的上颌无牙区通常更菲薄、更低平。根据萎缩的程度，甚至连基骨也会受到影响。

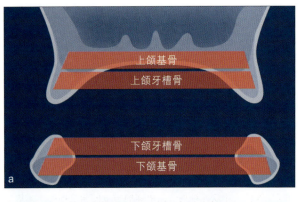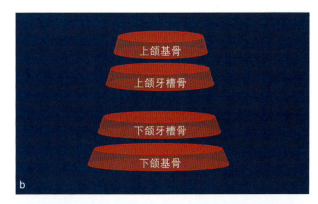

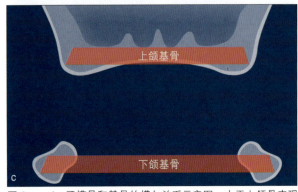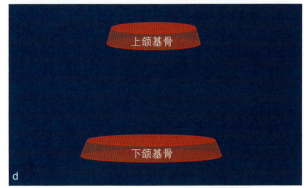

图 3a ~ d　牙槽骨和基骨的横向关系示意图。由于上颌骨表现为牙槽突比基骨宽，而下颌骨正好相反。结果，颌骨吸收经常增加上颌骨和下颌骨水平向和矢状向萎缩不匹配的程度

上颌骨和下颌骨之间的关系可以应用从底部向顶部逐渐减小的两个锥形柱体来示意（图 3a ~ d）。这样，牙槽突部分或全部吸收可严重影响𬌗关系，不仅仅是垂直向，而且还有水平向和矢状向。无牙颌继发更严重的上、下颌颌骨吸收，通常包括上、下颌基骨严重不匹配，类似Ⅲ类错𬌗矢状向和水平向的不匹配。

在下颌，基骨较牙槽突宽，牙缺失后骨吸收向前庭沟方向进行。结果，垂直向的骨吸收导致下颌骨宽度增加。而且，无牙的下颌近远中向距离也有所增加，这是由于基骨所在位置比牙槽骨更靠近中。

对于存在严重骨吸收的部分牙缺失患者，理解牙槽骨吸收的类型非常重要。骨缺损的重建与骨吸收的过程应该是相反的，需要在骨吸收开始之前修复牙槽骨解剖外形。对各种骨吸收形态的治疗来说，骨吸收类型对临床的影响非常重要。

水平骨吸收通常采用在颊侧进行骨增量来进行治疗。这可以通过不同的骨增量技术来完成。在上颌前牙区和前磨牙区，牙槽骨的吸收是向腭侧方向进行的，因此经常选择颊侧骨增量。然而，对于下颌后牙区来说，由于需要大量扩张牙槽嵴，颊侧骨增量的效果并不理想。这将导致种植体颈部平台的最终位置太靠颊侧，造成类似后牙区反𬌗的情况。

3.1.3 邻牙牙槽骨的情况

骨缺损的形态不仅和骨吸收的类型（水平型、垂直型和混合型）及骨吸收的量（骨缺损的体积）有关，还和邻牙有关。

在评估骨缺损和选择相应的重建策略时，需要重建的缺牙位点相邻的剩余牙列和相邻牙槽嵴的解剖形态都非常重要。

牙周附着水平，邻面牙槽嵴高点，相邻牙颊侧根面的骨厚度都必须进行详细评估。

对于垂直向骨重建，缺损区邻牙邻间骨高点的位置即代表骨增量可获得的最冠方的骨高度(图4)。可以假设如果垂直向骨增量骨块移植物高超过邻牙牙槽嵴高点，将会发生骨移植物吸收或形成垂直向牙周骨缺损，因为在骨移植物水平不可能形成新的牙周附着（图4）。在垂直向上，骨移植物高于牙槽嵴高点时，预期会发生骨吸收或形成牙周骨缺损，因为在牙和骨移植物之间不会形成新的牙周附着。

对于水平向骨重建，需要评估邻牙颊侧牙槽骨板覆盖的量。正确评估这项指标对于评估水平向骨缺损来说是最基本的要求。

存在水平向骨吸收的缺牙间隙，覆盖邻牙牙根近中和远中的颊侧骨板被定义为"骨性牙槽嵴封套（bony alveolar envelope）"。如果近中和远中水平向的骨支持依然存在时，骨缺损可以被认为是牙槽嵴上的"洞"，对于骨重建来说是一种有利型骨缺损。这是由于邻牙增加了软组织支持，减少了愈合过程中重建位点所承受的压力，并为骨移植材料和受植区之间提供了更大的接触区域（图5）。相反地，在邻牙区颊侧只有菲薄的骨板，远中牙缺失，或过大的缺牙间隙形成了另一种解剖形态，必须在"骨性封套"外侧重建牙槽骨（图5）。这将伴随着软组织支持减少，血供减少和骨移植材料与受区接触范围减少（图6）。

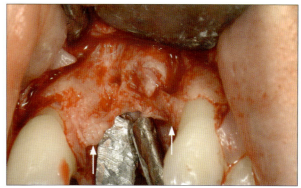

图4 在评估中切牙缺失位点单纯的垂直向骨缺损时，牙槽嵴高点的垂直向位置是最重要的。对侧中切牙近中牙槽嵴高点比侧切牙侧的牙槽嵴高点更加有利（请注意箭头标识的两个牙槽嵴高点）

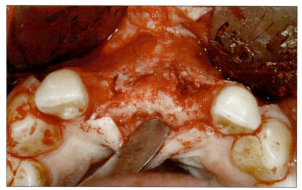

图5 水平向自包容型（self-containing）骨缺损。相邻的侧切牙的牙槽骨结构可为骨重建提供支持。在这种临床情况下，按照分阶段手术模式，可保证足量使用颗粒性骨移植物并用屏障膜保护

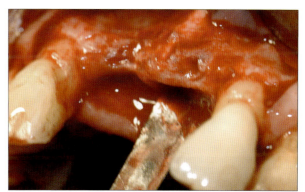

图6 这种骨缺损需要在"骨性封套"外进行骨增量。由于相邻的骨结构不能为水平向骨重建提供支持，临床上需要使用具有空间再建效果的技术

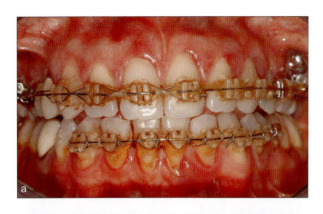
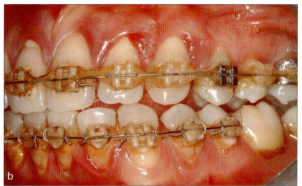
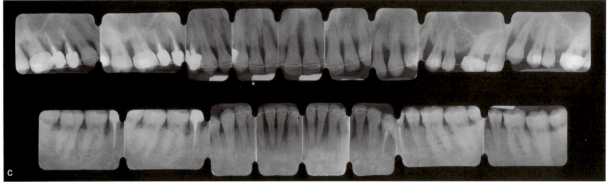

图7a ~ c　这位患者在存在活动性牙周炎时进行了正畸治疗，加重了临床症状。牙齿动度加重，菌斑控制不佳

3.1.4　邻牙的牙周状态评估

另一个需要评估的指标是骨缺损相邻牙齿的牙周附着水平。对于患有牙周病的患者，只有系统治疗活动期的牙周炎后，包括洁治和可能的牙周手术治疗（切除性手术和再生性手术），才能进行种植治疗设计。这也适用于牙槽嵴严重吸收、需要分阶段进行骨重建的病例。图7和图8展示的临床病例，该成年患者正通过正畸治疗矫正牙齿移位，间接导致牙周炎。对于活动期牙周炎患者，正畸治疗加速了牙槽骨吸收。对于本患者，上颌右侧中切牙在牙周治疗后必须拔除，然后进行分阶段骨增量。

任何可能与牙槽骨量不足位点相邻的邻牙如果具有垂直向牙周病变，都需要仔细评估。没有关于在牙周病变同时伴随骨缺损的情况下进行骨重建效果的临床证据。

厚的黏膜通常指厚的牙周或牙龈生物型，对获得有效的分阶段骨重建很有价值。薄的黏膜容易导致邻牙软组织退缩或创口软组织裂开。薄龈生物型和高弧线形需要更多地关注于瓣的设计和垂直松弛切口所在的位置。在一些病例中，特别是美学区病例，使用只有远中垂直松弛切口的大范围软组织瓣更为可取，这有助于降低美学区软组织退缩的风险。

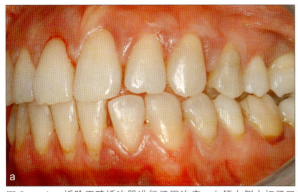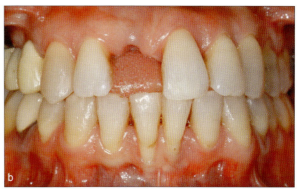

图 8a ~ b　拆除正畸矫治器进行牙周治疗。上颌右侧中切牙已经拔除。只有牙周炎得到控制且牙齿松动度改善后才能计划进行种植体支持的单冠修复

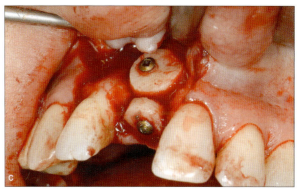

图 8c　薄龈生物型且由于水平向牙槽骨支持减少需要在"骨性封套"外侧进行骨增量，此特殊病例有必要进行骨块移植

3.1.5　解剖学限制及风险

　　分阶段颌骨重建应该只能由对上、下颌骨解剖关系非常熟悉的外科医生来完成。尽管在种植手术时受类似的解剖学限制，重建外科经常需要做更广泛的切口和更广泛地暴露相邻解剖结构。术者在术前必须对局部解剖进行仔细评估，包括需要骨增量的位点及其相关区域的结构以及骨移植供区的解剖。

　　萎缩颌骨解剖的详细描述已超出本卷的范围，本节将结合不同的手术方案来选择性讨论相应的解剖学标识。一些手术操作，例如 Le Fort I 型截骨或口腔外取骨，需要对口腔颌面部区域或人体口外部位解剖全面了解，例如髂嵴或颅顶，一般情况下这些解剖与口腔科治疗不太相关。这些操作通常由口腔颌面外科医生来进行，但会在本书中进行描述，因为在所选择的病例中，需要这些手术来获得有效的颌骨重建，为种植体植入和戴入种植体支持的修复体创造条件。

3.2 系统病史

任何计划进行种植修复的患者都需要进行系统病史评估。这对于计划进行种植修复前期行牙槽骨重建的患者也是需要的。相比于在有充足骨量的种植位点，当需要分阶段牙槽骨重建时，外科程序通常会更加复杂。一般需要最少两个外科阶段，第一阶段进行骨增量程序，第二阶段植入种植体。第一阶段通常包括取骨，这往往意味着需要第二个手术位点。显然，需要评估这些患者的健康状态，不仅是与骨增量程序及其潜在并发症相关，还要考虑患者的状态是否可承受大范围的手术。如果发现有相关的健康问题，需要考虑替代方案，例如非种植体支持的修复方案。

在评估每位患者的系统病史和当前健康状态时，需要从两个不同的视角去认识：

- 影响手术和修复治疗成功的风险因素
- 增加系统并发症风险的全身条件

3.2.1 影响手术和修复治疗成功的风险因素

ITI共识性文件（Bornstein et al，2009）评估了种植治疗的风险因素。需要讨论一些疾病对治疗程序的影响，因为这些疾病有影响种植体长期稳定性的风险，包括舍格伦综合征、扁平苔藓、感染HIV、外胚层发育不良、帕金森病、器官移植后的免疫抑制治疗、心血管疾病、克罗恩病、糖尿病、骨质疏松症、口服双膦酸盐药物以及头颈部恶性肿瘤放疗。种植治疗时，这些情况绝大多数被列为绝对或相对禁忌证，但是基于此的临床证据水平较低。

在文献中有较多数据认为糖尿病、骨质疏松症、双膦酸盐药物治疗、放疗、吸烟以及牙周炎病史对种植治疗效果有影响。下文将简要综述与这些情况相关的证据。

糖尿病

之前，糖尿病被习惯认为是种植体长期存留和成功的潜在影响因素，但最近的回顾性文献不支持糖尿病和种植体长期成功率明确相关。

一些研究确实显示糖尿病患者有更高的失败率，但并不能证明该疾病对种植体长期成功有明确的不利效果（Bornstein et al，2009）。这并不是说在进行重建手术前不再需要关注糖尿病的影响。由于未控制的糖尿病严重影响创口愈合，因此患者必须在糖尿病得到很好的控制之后才能进行重建手术。因此，如果发现疾病有不稳定的迹象，建议请内分泌科医生会诊。

骨质疏松症

有一些研究已经开始探讨骨质疏松症和种植失败的相关性。有证据显示，骨质疏松症患者种植体植入后的效果与对照组患者类似（Bornstein et al，2009）。研究发现，种植体成功率或存留率与长期使用皮质类固醇激素（可能会减少骨骼矿物质含量）或预防骨质疏松症的激素替代治疗没有显著相关性（Steiner and Ramp，1990）。更显著的临床问题来自于患者应用双膦酸盐药物治疗骨质疏松症（Wang et al，2007）。

双膦酸盐治疗

双膦酸盐药物减少了破骨细胞的活性。主要用于治疗一些严重的疾病，例如多发性骨髓瘤或恶性肿瘤骨转移灶。这些药物经常通过静脉大剂量注射。2003 年有报道和证据显示，在静脉注射双膦酸盐的患者中，患者拔牙后经常发生双膦酸盐药物相关的颌骨坏死（BRONJ）（Marx，2003）。因此认为这种情况下不适宜进行骨增量治疗。

低剂量口服双膦酸盐药物被用于治疗骨质疏松或 Paget 病（变形性骨炎）。这些接受治疗的患者发生牙种植并发症或种植失败的文献报道非常有限（Wang et al，2007）。口服双膦酸盐药物可被认为是潜在风险因素，是由于颌骨骨质疏松，而与种植成功和存留本身无关（Grant et al，2008；Kumar and Honne，2012）。

放疗

放疗主要用于治疗头颈部肿瘤，通常作为包括外科手术和化疗等方法在内的联合治疗的一部分。

鉴别放疗对种植治疗的影响是一项非常复杂的工作，不仅表现在不同的临床条件下使用不同的射线照射方案，而且恶性肿瘤患者通常都伴有其他潜在的风险因素。另外，进行放疗的时机，是在种植体植入之前、种植体植入后立即或者口腔种植体已经长时间行使功能的情况下诊断为肿瘤之后，放疗投照的区域和剂量不同所导致的情况也不同。这一主题许多可用的研究是在不同的临床情况下进行的，无法简单地进行对比（Colella et al，2007）。对于放疗对外科颌骨重建或者种植体植入的影响很难得到结论。

有报道事先放疗的患者进行口腔手术有发生放射性骨坏死和软组织裂开的风险。一些作者描述尤其在上颌失败率升高，而有其他学者发现此类型手术与治疗风险没有统计学关联（Colella et al，2007）。

高压氧疗法（HBO）被提倡用于放疗史患者种植体植入或外科重建术后，用于促进骨和软组织愈合。基于目前的文献很难证明这一方法的有利效果（Esposito et al）。通常，放疗患者应该在治疗和修复此类特殊临床病例经验丰富的医疗机构接受治疗。

事实上，切除性手术通常最终用于修复治疗复杂，并且使用种植体能够改善最终效果的临床病例。换言之，外科治疗放射后颌骨的并发症可能十分严重。

吸烟

已经证实吸烟会降低创口愈合能力。这一习惯也影响牙周炎的进程，且带来种植体周围疾病和种植体丧失的风险。后者在德国斯图加特第四届国际口腔种植学会（ITI）发表的系统性评述中已经清楚地说明和讨论过（Heitz-Mayfield and Huynh-Ba，2009）。应该计划分阶段增量程序并应明白吸烟患者比不吸烟患者风险更高的事实。

牙周炎

患有牙周炎的种植患者的种植成功率明显低于其他患者。种植治疗应安排在牙周炎治愈之后，通过适宜的口腔卫生控制以及一系列仔细的回访维护程序，即使在这种情况下种植体周围并发症仍然会增加。如前所述，应该在考虑种植或分阶段颌骨重建术之前治疗并良好控制活跃的牙周病损，如深牙周袋（Heitz-Mayfield and Huynh-Ba，2009）。吸烟者和有牙周炎病史患者种植失败和种植体周围疾病的风险更高。这些风险应该在进行任何复杂的治疗如包括分阶段颌骨重建的治疗之前进行仔细评估并与患者进行讨论（Heitz-Mayfield and Huynh-Ba，2009）。

3.2.2 高并发症风险的系统性疾病

任何医学治疗之前必须评估患者的全身情况，牙种植体植入之前的骨重建手术也不例外。口腔外科的一般禁忌证包括未控制的糖尿病、近期（少于3 个月）心肌梗死以及严重的肝病导致肝功能受损。

许多相关疾病常规是需要通过药物控制的，药物的作用可能干扰软组织和硬组织愈合的机制。对于服用类固醇药物、治疗风湿的免疫抑制剂、抗凝剂或同期化疗的患者需要仔细检查。抗凝治疗应该在外科手术之前进行调整，目前正通过化疗治疗恶性肿瘤的患者需要推迟手术。

一般健康状况欠佳或有危及生命的系统性疾病的患者，在病情稳定和改善之前不应当进行骨重建。

患者不考虑非种植治疗方案但需要进行分阶段牙槽嵴骨增量时，衡量系统疾病并发症风险是有必要的。

颌骨萎缩的无牙颌患者通常年长体虚，患有心脏或血管疾病或其他慢性疾病，通常用药物控制。得到有效控制、病情稳定的患者可进行分阶段颌骨重建。通过理想的管理，慢性系统性疾病可以长期维持稳定。评估此类重建手术的风险，应该与种植体支持的修复体为患者改善的口腔功能联系起来。这些情况可以选择外科损伤程度更小的种植治疗方法。例如，覆盖义齿比全牙弓固定修复体所需种植体数目更少。

3.3　临床检查和辅助设计

当设计种植修复时，必须要进行综合临床检查，而且必须依靠放射线技术和其他辅助手段来完成。可能需要征求牙体牙髓或正畸等其他专科医生的意见。初诊临床检查收集的信息和正确修复计划的结果是最终治疗计划中最重要的因素。

临床检查时需要对一系列参数进行评估：
- 计划治疗位点和相邻区域的软组织情况
- 全面牙周健康状况、口腔卫生和患者依从性
- 牙周病，牙体牙髓病和邻牙修复状态
- 对颌牙列的功能和预后，包括冠状面、矢状面和水平面的𬌗关系
- 颌间距离
- 仔细的临床检查，了解牙槽嵴宽度信息

对软组织的评估要尤其仔细，因为这非常重要。本卷临床指南描述的大多数外科技术的成功取决于重建位点骨重建时初期创口愈合，获得牢固的软组织关闭。软组织量和质量影响手术的效果。其他软组织相关的选择包括采用的外科手术方法和外科医生的专业知识及经验。切口线处宽的角化组织对外科医生处理外科瓣有很大帮助。虽然没有被正式描述过，但普遍认为厚的软组织更利于缝合或抵抗瓣的裂开。

需要评估患者全面的牙周情况以确保计划分阶段的骨重建之前不存在活动性的深牙周袋。应该评估患者口腔卫生和依从性。应该明确的是，只有患者清楚理解积极治疗后续维护阶段菌斑控制的重要性后，才能进行复杂的外科和修复治疗。

患者初次就诊时，医生主要致力于确定患者整体的修复需求并与患者进行讨论。对无牙颌患者必须进行这一步骤，应告诉患者不同的修复方案可能包括不同的种植体植入方案。

尽管临床检查可获得缺牙间隙和颌间距离的初步信息，仍然建议制取研究模型，用诊断蜡型进行分析评估并在二次复诊时与患者沟通。对无牙颌患者，应关注面型和软组织支持能获得可接受的效果。也应当评估面下 1/3 的高度。注意记录所有面像和软组织评估相关的内容。口外像和口内像是制订最终治疗计划非常宝贵的辅助手段。

拟定初步的修复计划前应该优先考虑患者的期望。

对需要断层放射线评估的病例，可利用诊断蜡型制作放射线模板。

3.3.1　研究模型和诊断蜡型

在这些病例中，在初步诊断阶段往往需要综合的口腔检查，通常可以采用平片，如曲面体层放射线片（全景片）。研究模型可提供更精确的诊断，而且在设计最终治疗计划时是宝贵的辅助手段。为了获得模仿天然牙列的修复效果，最终修复体的设计蜡型可辅助确定所需的软组织支持的量。

这个诊断蜡型也能帮助确定最终修复体的类型和设计。例如，对于无牙颌患者纠正牙槽骨吸收有三种候选方案：牙槽骨重建和骨改建、在固定修复体上使用粉红色丙烯酸树脂或者瓷以及利用覆盖义

齿的基托弥补。应当在诊断蜡型的帮助下与患者讨论，然后在上述方法之中做出选择。

下一步骤要决定是否需要进行横断面放射线的评估。

3.3.2 放射线检查和治疗计划

在牙种植学中，放射线影像通常是必需的。根尖放射线片、曲面体层放射线片和头颅侧位放射线片是种植体诊断和治疗计划的标准检查。部分牙列缺失的患者常规使用曲面体层放射线片和根尖放射线片，因为即使影像不能用于精确地测量牙槽嵴尺寸，也已经包含了邻牙、对颌牙和垂直向骨量等信息。如果需要的话，对牙槽嵴宽度可以通过临床检查和额外的放射线片进行更进一步的检查。

通常，这种情况需要横断面影像以精确评估水平向和垂直向牙槽嵴尺寸、邻牙可提供的骨支持以及上颌窦黏膜是否存在持续的炎症。

对于无牙颌患者，剩余颌骨解剖的基本信息可以通过曲面体层放射线片和头颅侧位放射线片获得。外科医生由此评估剩余牙槽嵴高度和确定是否存在病理性损害。也能展示鼻底部或上颌窦底垂直向缺损以及距离下颌神经管的距离，外科医生可以发现颌骨高度缺损的区域，但不能进行精确测量。

再次强调，当无牙颌病例检查有某些程度的骨吸收时，通常建议进行横断面放射线检查。

横断面放射线检查技术有许多不同种类，而锥形束 CT（CBCT）是目前在牙种植学中应用最多的。与其他技术相比，CBCT 影像的精确度高和放射剂量小使得它十分普及。引入 CBCT 之前，这种类型的检查通常是利用 CT 扫描并通过牙科软件重建。

在这里讨论的检查不建议将传统的 CT 扫描列为常规检查，因为与 CBCT 相比，它将患者持续暴露在高水平的放射线下。并且，不仅 CT 和 CBCT 的放射剂量不同，不同制造商生产的 CBCT 放射剂量也不尽相同。在将患者转诊放射科之前弄清楚将要进行何种扫描是很重要的。

另一个建议是扫描时使用放射线模板，模板可以包括与计划修复体一致的一个或多个阻射参考标记，这是观察牙齿位置与剩余骨组织关系的直接和可视的方法。

使用高级设计软件，目前可以设计种植体和可能选用的基台，并将种植体植入所需的理想三维位置，在外科程序进行之前评估需要增加的骨量。这些应用软件最初设计用来引导种植体植入，也能有效指导重建阶段的术前评估或者所需移植的骨量，也可以用于制作精确的三维打印颌骨代型（stereolithographic）（这对术前计划可能非常有用）。某些学者主张将块状自体骨移植物通过三维打印建模修整，之后将其消毒作为重建手术的个性化移植物（Edwards，2010）。

3.4 分阶段骨增量的替代方案

用于种植治疗准备的分阶段骨增量有许多替代方案，应该与患者进行仔细评估和讨论所有这些替代方案：

- 可摘义齿
- 牙支持的固定修复体
- 修复补偿方案，加长牙冠或增加粉红色树脂或龈瓷补偿软组织缺损
- 短或细种植体伴或不伴有修复效果欠佳
- 骨增量同期种植体植入

可摘义齿。患者预算有限或者患有严重的全身疾病时可以考虑。如前所述，尤其老年无牙颌患者可能发生全身状况不佳。然而，种植体支持的修复体的优点和对患者生活质量的影响应当仔细评估以决定是否可接受种植体外科的风险。

牙支持的固定修复体。通常位于后牙 1~2 颗的缺牙间隙，剩余邻牙已经或计划将要修复的情况。不需要进行骨重建，将来也不破坏已经修复或需要修复的牙齿。在邻牙需要修复、剩余牙槽嵴缺损的情况下，都可考虑牙支持的固定修复体。

修复补偿方案。这些方案可能减少外科骨增量的需求，尽管通常会影响理想的修复效果。粉红树脂或龈瓷可以解决牙槽嵴萎缩的各种美学问题，遮盖软组织／硬组织缺损，且修复体可以有理想的大小和位置。

可能会遇到许多技术问题。而最困难的是匹配患者的软组织颜色，用粉色材料有效地隐藏过渡区域几乎是不可能的，尤其是牙列缺损的情况下。高

笑线（在行使功能和微笑时暴露整个牙冠）的患者不能设计带有义龈的修复体，但常用于中位和低位笑线的病例。经常用于下颌无牙颌患者的修复。应当注意这种结构的清洁性，尤其是盖嵴式。

短或细种植体。这可以在骨量不足的病例中考虑。目前的标准要求种植体支持的修复体达到理想的美学效果，只有在牙齿大小、位置和软组织外形等方面最终修复体与天然牙列接近时得以实现。良好的软组织支持需要合适的骨量。细直径种植体只有在可以获得理想的（修复为导向的）三维位置时才予考虑。

某些情况可能建议使用细直径种植体，如计划覆盖义齿或细种植体联冠修复，或当细种植体可以与标准直径种植体联冠修复。尤其这些内连接设计在种植体－基台界面有薄弱点，可能容易折断。目前引入了更高强度的钛－锆合金来解决这一问题（Gottlow et al，2012）。尽管仍然存在一些限制，但这种新型的细种植体对于包括单颗磨牙修复或作为远中基台支持悬臂来说，都可以更放心地使用。软组织水平和骨水平种植体都有钛－锆种植体。

短种植体可用于上颌窦底或下颌管上方的种植修复。当某些病例修复体尺寸合适时，可采用此方法。由于一些研究描述的短种植体有可接受的成功率和存留率，在某些病例可以考虑作为可行的选项（Annibali et al，2011；Sun et al，2011）。

此外，应该指出的是老年无牙颌患者需要大量的下颌骨重建，事实是萎缩的牙列缺失的下颌骨可以用短的颏孔间种植体支持的覆盖义齿进行有效的

修复（Stellingsma et al，2005）。

骨增量同期种植体植入。与其他为种植体植入准备的分阶段颌骨重建的替代方案不同，这一方法可使种植体植入理想的位置（Buser et al，2004）。通常同期手术需用引导骨再生来完成。它的优点是减少外科次数，可以在骨移植物成熟的过程中通过植入的种植体创造空间。实施引导骨再生可以用不同的骨移植物或骨代用品、不同的屏障膜、一段式（软组织水平）或两段式（骨水平）种植体。

可吸收膜更易于使用，即使在少量暴露之后也可顺利愈合。不可吸收膜，主流材料是膨体聚四氟乙烯膜（e-PTEF），经专家使用可以获得完美的效果，且可以提供最好的骨生长表现，在移植物成熟期间获得软组织愈合和维持。缺点是不可吸收膜的提前暴露可能需要将之从移植物和种植体表面取出。

引导骨再生同期种植体植入程序已被证实对所选临床程序有效，尤其适用单颗牙缺牙间隙的骨增量（Yildirim et al，1997）。联合穿黏膜愈合，可使外科步骤和患者不适减到最少（Cordaro et al，2012b）。然而，同期引导骨再生可能不适于所有的临床情况。在术前应用 CT 和 CBCT 扫描之前，医生只能在手术翻瓣之后，直视骨外形之后决定能否在引导骨再生同期植入种植体。通常在手术中发现骨量不足需要将原本想用的方法改变为利于分阶段的方法。目前诊断工具更加先进，可使外科医生更自信地预期是否要用分阶段的治疗方法。

尽管进行详细的计划，仍然可能还有将外科计划从同期改为分阶段骨增量的情况。

牙缺失及骨缺损的类型

不同的临床情况可能需要分阶段的颌骨重建，而且会面临不同的问题和挑战。可以将包含的程序分成不同的类型以使更好地理解各自的治疗原理。

本书后续的章节将阐明基于不同牙缺失类型的骨重建程序，包括单颗牙缺隙、连续多颗牙缺隙（可能包括或不包括远中游离端的情况）或至少有单颌牙列缺失的情况。

每个类型都会再细分缺损类型，包括水平向、垂直向和联合式骨缺损（表1，图9）。这些分类是处于临床操作的考虑，可能需要相应不同的治疗方案来处理缺损和临床情况。更详细的讨论请见4.12章节。

如前所述，传统的非种植修复治疗可以适用于所有这些临床情况。而这些非种植方法应该作为第二考量而非首选，因为它们的功能和／或美学效果不是最理想的，但在治疗计划阶段，从费用、简易程度、患者依从性和患者健康状况的角度，仍然可以考虑非种植治疗。

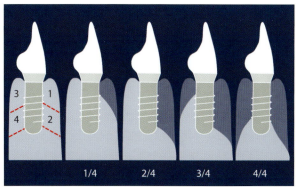

图9 Terheyden 牙槽骨缺损分类 (2010)，定义了牙齿拔除之后牙槽嵴吸收的典型类型。缺损类型可根据骨缺损与预期种植体植入位置的关系分为四类。骨吸收的初始阶段，唇侧骨板减少少于预期种植体长度的50%；单颗牙缺隙通常为此类缺损，且植入种植体后呈现为裂开式骨缺损（1/4 型）。颊侧骨板继续吸收形成刃状牙槽嵴，高度未减少但颊侧骨壁吸收超过预期种植体长度的50%（2/4 型）。牙缺失之后，口腔组织通常需要经历数年的吸收达到部分（3/4 型）和全部（4/4 型）牙槽嵴高度降低

表1 缺损类型概述

缺损类型	单颗牙间隙	多颗牙缺失，游离端	牙列缺失
1/4	裂开式骨缺损，有利型	多个裂开式骨缺损，有利型	多个裂开式骨缺损，有利型
2/4	不利型水平向骨缺损，需要在现有的骨壁外侧进行骨增量	不利型水平向骨缺损，需要在现有的骨壁外侧进行骨增量	刃状牙槽嵴
3/4	水平向以及垂直向缺损	水平向以及垂直向缺损	垂直向降低的刃状牙槽嵴（Cawood IV 型）
4/4	完全缺损	垂直向完全缺损	全颌萎缩（Cawood V 和 Cawood VI 型）

下面是每个临床病例的关键参数：

单颗牙缺隙
- 患者微笑时可见或不可见
- 邻面骨嵴的垂直向位置
- 软组织厚度（厚、中或薄）
- 牙齿形态（尖圆形或方圆形）
- 存在角化黏膜
- 缺损类型（垂直向、水平向或联合式）
- 邻牙情况（完整、牙周欠佳、已修复后的或为不良修复体）

连续多颗牙缺隙
- 患者微笑时可见或不可见
- 相邻牙邻面骨嵴的垂直向位置
- 软组织厚度（厚、中或薄）
- 存在角化黏膜
- 缺损类型（垂直向、水平向或联合式）
- 上颌窦情况（存在或不存在疾病或间隔）
- 颌间关系（垂直向间隙减少或增大）

牙列缺失
- 对颌牙列情况
- 垂直向颌间关系（间隙减少或增多）
- 水平向或横向颌间关系
- 上颌窦情况（存在或不存在疾病或间隔）
- 存在或不存在角化黏膜

除牙缺失类型之外，本书所讨论的外科原则同样基于缺损类型的分类。建设将下面的表格作为临床病例可行的治疗类型选择的图表指南。

4 牙槽嵴骨增量的方法

H. Terheyden, L. Cordaro

只要萎缩的牙槽嵴存在骨量不足，不能保证种植体植入理想的位置时，就需要进行牙槽嵴骨增量。本章将讨论各种牙槽嵴骨增量的方法。

4.1　引导骨再生原则

引导骨再生指的是处理牙槽嵴缺损时使用屏障膜的一类方法。描述这一方法的另一个术语为"膜保护下的骨再生"（Bosshard and Schenk，2010）。屏障膜将骨组织、邻近的骨髓腔以及骨缺损部位与外附的软组织分隔开。使用屏障膜覆盖可使缺损部位被新生血管和从骨髓腔和骨表面而来的成骨细胞所充填。后者通常是通过在骨增量部位的骨皮质表面钻孔而来，除非骨本身有自发性出血（如新鲜拔牙窝）。提供屏障作用的膜并不一定需要具备细胞封闭性（Mardas et al，2003）。

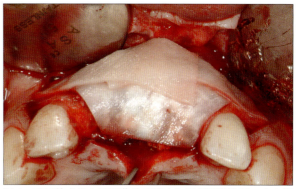

图 1　双层技术置入可吸收胶原膜（为延长屏障作用，中心部位放置了 3 层膜）

然而，除了阻隔屏障功能之外，膜还需要具备一些其他特性。膜应该可以稳定血凝块以及下方的各种颗粒状骨移植物，并且可以起到保护作用。软的屏障膜具有衬垫作用并且保护外附的软组织瓣不被骨块或者其他生物材料的锐利边缘损伤。膜还可以通过阻断从外附的软组织而来的血源性破骨前体细胞通路来防止未成熟的新骨表面吸收，直到膜下方的缺损区发生血管化，数周之后血管从缺损的一侧穿过可吸收膜。

在分阶段的牙槽嵴骨增量程序中，水平向和垂直向骨增量都可以使用引导骨再生技术。翻瓣并且在新鲜牙槽嵴上钻孔之后，放置骨移植材料并用屏障膜覆盖。短短数周内可吸收胶原膜将失去屏障作用，推荐使用双层膜技术（图 1）来保障更长的屏障功能（Bosshard and Schenk，2010）。可以使用膜钉来稳固屏障膜，但一般情况下软的胶原膜不需要使用膜钉。

不利型骨缺损进行分阶段骨增量时，如果需要的话，有多种技术可用来创造更多的空间。例如钛结构加强型不可吸收膜。另一项技术是用膜钉对膜进行支撑。相反，可吸收胶原膜是软质的，如果不是被充填缺损区的骨代用品均匀支撑的话，将会向缺损区域塌陷。由于骨代用品本身不具备骨诱导性，所以常常与自体骨混合使用。

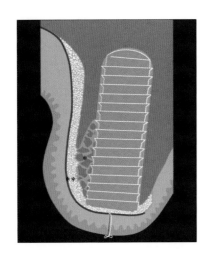

图 2　分层骨增量理念：骨屑 (*)、骨代用品 (**) 和胶原膜（蓝线）

分层技术是在需要完全骨再生的部位（如预期的种植位点）放置自体骨屑之后覆盖骨代用品，以达到恢复外形轮廓的目的（图 2；Buser et al，2008）。如果是不利型的大型骨缺损需要大量骨增量，使用块状自体骨可使膜保护下的缺损区更稳定。

4.2 牙槽嵴骨增量的翻瓣设计和手术入路

总的来说，牙槽嵴骨增量最适宜的手术入路是在缺牙牙槽嵴顶做正中切口和在天然牙周围做沟内切口，翻起全厚黏骨膜瓣（图 3a ~ d）。这些切口最大的优势是保存（而不是切断）黏骨膜瓣的血管和神经供应。拔除牙齿后，牙槽嵴正中有一个血供很差的区域，被称为"黏膜白线"。这条线位于角化牙龈内，适合做切口。龈沟内切口和牙槽嵴顶切口都不会留下可见的瘢痕。这样也使得软组织保持完整，利于未来可能实施的软组织手术。这种切口的另一个优点是通过结合上皮快速地愈合和再生达到可预期的创口关闭。并且，如果需要扩大翻瓣范围也相对简单。其他的优势还包括最少的骨膜下层出血以及利于角化牙龈和黏膜的缝合。不适当的软组织切口可能会形成永久性的瘢痕，血管形成也比较差。

牙槽嵴顶和沟内切口之外至少还需要做一个垂直松弛切口。正中唇系带有天然类似瘢痕的结构，并且也没有大的血管越过中线，因此是个适宜的部位。另外适合做松弛切口的位置为上颌结节远中或者 45° 角朝向下颌升支。松弛切口也可以位于游离龈内，由于会形成瘢痕所以要避开暴露的位置。

骨增量手术应该翻全厚瓣。这种方式能更好地保存血管和神经，并且愈合后也没有瘢痕。附着在全厚瓣上的骨膜保持了完整，面神经和面动脉等重要结构也由此得到了保护。翻瓣设计应该同时提供良好的入路和视野，并包含手术可能涉及的相邻结构（图 3a ~ d）。

图 3a，b 牙槽嵴骨增量（有牙区）的血供和切口线

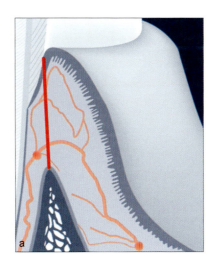
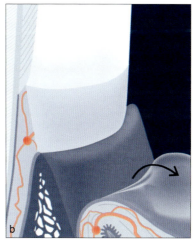

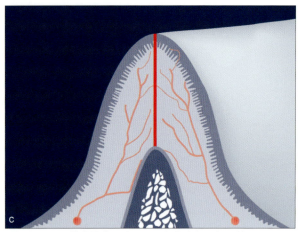
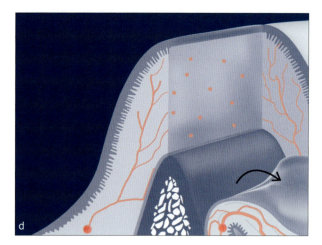

图 3c，d　牙槽嵴骨增量（无牙区）的血供和切口线

4.3 块状自体骨移植的愈合

在相对比较短的时间内（4~6个月）块状自体骨可以与邻近的骨融合形成新的颌骨（图4a ~ d）。根据一项普遍的生物学原理，没有血供的移植骨块会被破骨细胞完全降解后由成骨细胞重建。这个原理被称为"爬行替代"（Axhausen，1908；Urist，1965）。最初几周骨愈合的特征为编织松质骨充填在块状自体骨与受区骨表面的空隙中（图5）。接下来为骨组织从受区长入移植骨内。有一种典型的组织学结构，即"切割锥"——创建从受区骨通向移植骨的通道（图6，图7）。这些通道被同心圆排列的板层骨充填。这样组成的结构被称为"骨单位"或者"哈弗斯系统"。这一过程持续进行，直到移植骨被新的骨单位完全取代，与受区骨质成为一体。移植骨改建可能会持续数年之久。

如图所示（图4a ~ d），没有骨代用品和膜时，块状自体骨也能愈合。

术者应将块状自体骨固定在缺损区，使两者紧密接触。为达成这个目标，块状自体骨和受区应做适当的修整。紧密接触便于切割锥从受区迁移至移植骨。这种理念下，块状自体骨和受区骨之间没有骨代用品或者是异物干扰。自体骨屑是可以充填在块状骨和受区骨表面的唯一材料。重要的是，要使用1颗或者多颗螺钉来固定块状自体骨。

4~6个月之后，块状自体骨移植的愈合过程将成功进展到可以实现和骨表面牢固附着的临床状态。此时可以取出固位螺钉。正如上文提到的，依

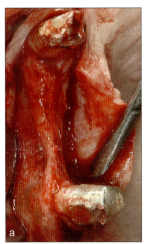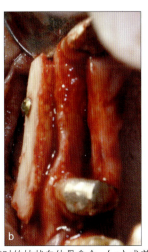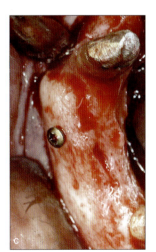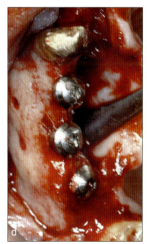

图4a ~ d　没有骨代用品或者膜时的块状自体骨愈合。（a）术前水平向骨缺损。（b）从下颌升支取块状自体骨，用1颗螺钉固定，无自体骨屑、骨代用品或者膜。（c）4个月的愈合期之后，移植骨块很好地结合。（d）取除螺钉，植入种植体

据患者的年龄和全身骨骼改建速率情况，移植的骨块实现完全改建可能需要数年之久。不推荐等待时间长于4～6个月再植入牙种植体，因为块状自体骨移植物的外表面（骨膜面）可能会发生吸收。骨移植物外表面不同程度的破骨性骨吸收将和内部重建同时发生。表面吸收造成移植的骨表面变得平坦，骨块锐利的边缘变得圆钝。骨表面任何严重的吸收在临床上都是不希望出现的，因为可能潜在导致移

植高度降低和形态丧失，同时继而伴发表面覆盖黏膜的退缩。屏障膜和骨代用品可以帮助防止表面吸收并促进移植块状自体骨内部的改建（图8a～f）(Cordaro et al，2011b）。一旦移植到牙槽嵴顶，如果不加保护或者是通过天然牙或种植体负荷殆力，增量的骨将在几年之内完全吸收。种植体已被证实可像牙齿一样保护骨质防止吸收，推测是由于其将功能性负荷传递至颌骨。

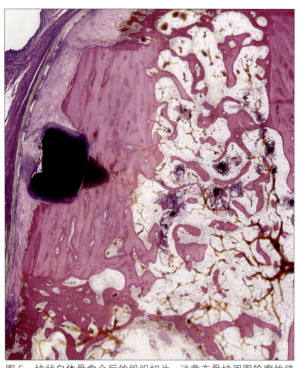

图5　块状自体骨愈合后的组织切片。注意在骨块周围轮廓的缝隙里有编织骨形成。移植骨内有新的骨单元形成的多个改建区。并且，原始骨的表面已被广泛吸收和改建（感谢Bosshardt等，提供图片）

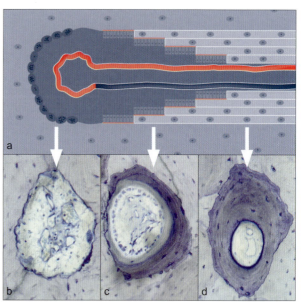

图6　通过切割锥改建一个游离的自体移植骨。破骨细胞在一个血管袢的顶端聚集，并"钻"出一个通往移植骨的隧道。隧道穿过移植骨，接着被新的同心圆状的板层骨充满。最后形成的结构为一个骨单元，也称为"哈弗斯系统"(Bosshardt DD, Schenk RK. Bone regeneration: biologic basis. In: Buser D, editor. 20 Years of Guided Bone Regeneration in Implant Dentistry. 2nd edn. Chicago, IL: Quintessenz 2009:15–45.)

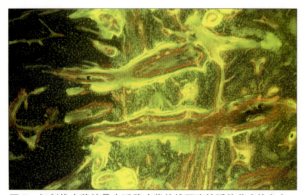

图7　切割锥在移植骨内迁移（紫外线下连续活体荧光染色）

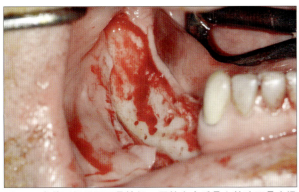

图 8a 术前下颌后牙区骨缺损。用钻在皮质骨上钻孔至骨小梁部分，并磨出一条凹槽

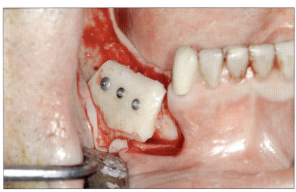

图 8b 用 3 颗固位螺钉将从外斜线取出的骨块稳固地固定在凹槽处。移植物覆盖牙槽嵴顶（贝壳技术）来补偿这种 3/4 类缺损的垂直向缺损

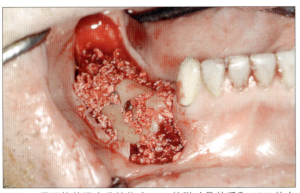

图 8c 用颗粒状混合移植物（75% 的脱矿骨基质和 25% 的自体骨屑）充填块状自体骨下方的空间以及块状自体骨周围以形成平缓的外形

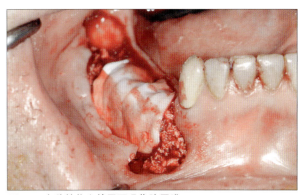

图 8d 在移植物上放置可吸收胶原膜

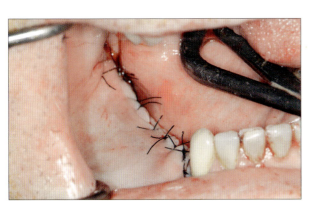

图 8e 间断缝合关闭创口

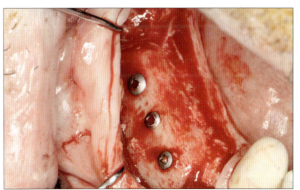

图 8f 4 个月之后，块状自体骨与其周围的颗粒状骨结合形成了新骨。移除钛钉之后可进行种植体植入。在种植体形成骨结合的同时，块状自体骨另外还需要 3~4 个月来结合和重建

4.4 口内取骨

自体骨移植可以在口内多个位点取骨，最常见的是从下颌支或正中联合（颏部）颊侧骨板取骨（Clavero and Lundgren，2003）。常用的供区还包括上颌结节和颧牙槽嵴。还可以用刮骨刀在种植位点取少量骨屑，避免二次手术创伤。根据最近 OHRQOL-HRQOL（口腔健康和全身健康与生活质量的相关性）的一项对照研究，对比口内和口外供骨的效果。结果显示，多数患者接受口内取骨，相比口外供骨来说，术后不适感更轻（Reissmann et al，2013）。

4.4.1 下颌支取骨

下颌支和下颌角取骨通常仅掀起外侧骨皮质，其外科原则是确保手术程序局限在骨皮质范围内进行，可以最大限度地避免损伤下颌管和骨松质内的牙根（Nkenke et al，2001；Raghoebar et al，2001）。

如果下颌磨牙存留，手术有两种切口线可供选择：牙龈边缘切口和一条较短的斜行松弛切口，朝向下颌升支，或者直接在外斜线处牙槽黏膜做切口。第一种切口（龈缘切口）通常从第一磨牙的龈沟开始，之后向远中和颊侧斜行延伸至磨牙后区。无须在前部做松弛切口（图9）。

另外一种不常用的切口是在牙槽黏膜做一个平行龈缘的切口，起始于第一磨牙膜龈联合颊侧至少3 mm处，切口走向平行于下颌尖牙和前磨牙颊面连线，指向喙突（图10，图12）。

当下颌后牙缺失需要植骨时，相同的翻瓣方法既可以用在供骨区也可以用在受骨区。首先在余留牙（前牙或尖牙）做龈沟内切口，然后向远中延伸至牙槽嵴顶，将角化龈切开。随后在第三磨牙区切口线成45°角向颊侧延伸，指向下颌升支（图11，图13）。

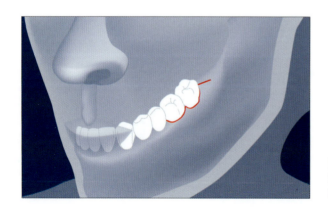

图9 沿着远中末端牙齿做龈缘切口，并做斜行松弛切口，广泛暴露下颌角和下颌支以便取骨。保留瓣的血供，以减少瘢痕形成

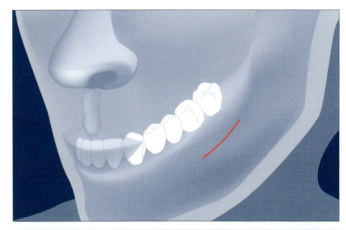

图 10　平行龈缘的切口

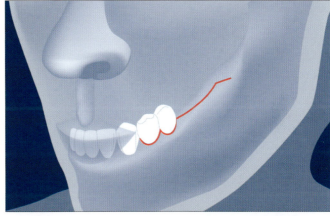

图 11　牙列缺损时的切口线

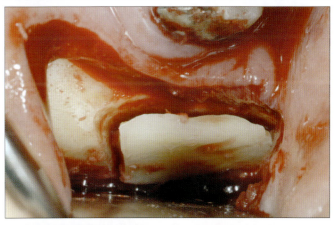

图 12　做平行龈缘切口暴露下颌角和下颌支，切口直接在外斜嵴（外斜线）上方，位于膜龈联合颊侧至少3mm处，在舌侧的切口，保留较宽的软组织蒂以便于后续创口的关闭。图像所示已经完成截骨

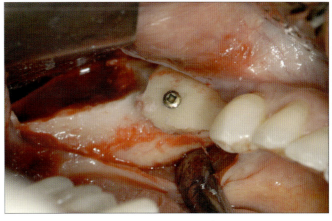

图 13　下颌支取骨，用于下颌磨牙缺失时下颌骨后部植骨。通过翻一个瓣就可以完成取骨和植骨

基于确保外科程序安全有效的考虑，有必要翻全厚黏骨膜瓣。保持下颌骨侧壁骨膜完整可以降低血管和神经损伤的风险（即损伤面动脉或面神经的下颌缘支）。

如果切口位于牙槽黏膜，翻瓣时保持骨膜的完整可能比较困难。切口线尽量深，紧邻磨牙颊侧骨壁，位于外斜线上方。准确地切开骨膜，从中间翻开，暴露与磨牙相邻的骨面。这种薄型软组织瓣对于取骨之后分层关闭创口非常有利。

之后进行下颌角和下颌支颊侧骨膜下的预备（图14a~p）。无论采取哪种切口，瓣的设计都取决于所需要的骨量。由于在这个区域取骨只要取10~25 mm宽的骨皮质，因此一般不会涉及下颌骨下缘。在预备下颌骨外侧时，应将软组织牵开暴露喙突的基部。骨结构广泛的暴露标志着软组织预备完成。

之后的骨外科手术一般是先在下颌支侧壁做两个切口，始于外斜线，斜行向下颌角（图14g）。这两条平行的截骨线决定了植骨块的长度和宽度。切口仅限于下颌骨骨皮质，并且止于骨髓腔出血点。

植骨块厚度取决于骨皮质的厚度。

开始出血表明已经达到了截骨位点的骨松质。第三步截骨位于磨牙后区侧壁上方，连接之前的两个切口，位于外斜线内侧并与之相平行。这步一般在前两个切口完成之后进行，因为术者在此之前无法确定皮质骨板的准确宽度。

使用直手机安装细骨钻（Lindemann钻）完成截骨，或用超声骨刀设备替代。

根尖区的骨皮质最好使用中号球钻，保护性环状锯，或者带角度超声骨刀进行切割，以确定皮质骨块的高度，并确保切割的骨块沿确定的骨折线折断。可以使用骨收集器收集骨屑。随后使用骨膜分离器，将根尖区其余的皮质骨板折断，而不侵犯骨松质。

将扁平的皮质骨块取下，骨块的大小可能会有所不同，之后可见下颌骨骨松质间隔。在极少的病例中，还可以看到下牙槽神经。可以在供骨位点放置绵胶海绵或类似的生物材料并添加抗生素。骨块可以单个使用也可以切割成几段使用。

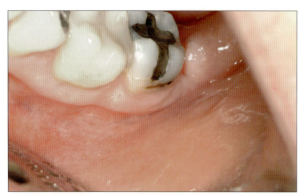

图14a　磨牙后区，行下牙槽神经阻滞麻醉

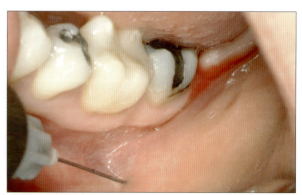

图14b　咬肌区采用局部浸润麻醉减少疼痛

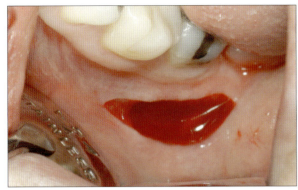

图 14c 在外斜嵴（外斜线）处做浅表切口

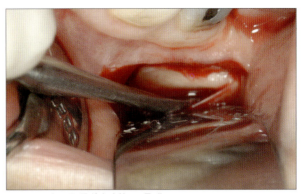

图 14d 在下颌骨体颊侧切开骨膜

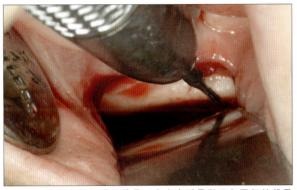

图 14e 使用直手机进行截骨，先在皮质骨做两条平行的截骨线，起始于外斜嵴并向下颌骨下缘延伸

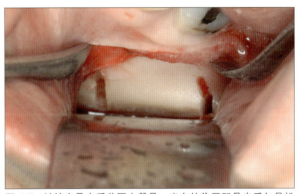

图 14f 继续在骨皮质范围内截骨，出血的位置即骨皮质与骨松质的交界处（下颌神经管的位置）

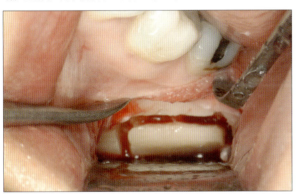

图 14g 评估颊侧皮质骨板的厚度，随后设计并完成矢状向的截骨

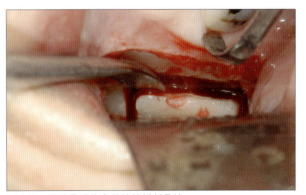

图 14h 使用骨膜分离器钝性折断骨块

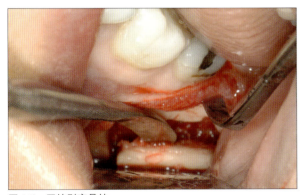

图 14i 开始剥离骨块

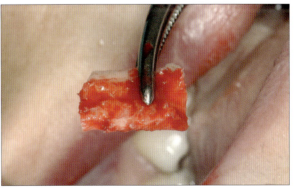

图 14j 取出骨块后可以直接植骨或进行研磨后使用

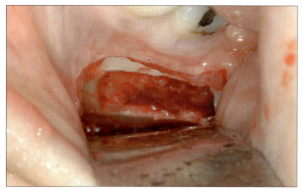

图 14k　取出骨块后的供区位点

同样，还可用骨研磨器将全部或部分骨块进行研磨，形成颗粒状骨移植物（图 15）。关闭创口的时候一定要谨慎。如果软组织切口已经位于牙槽黏膜，关闭创口时需要分层缝合，第一层用可吸收缝线关闭骨膜和肌肉，第二层缝线关闭黏膜。如果做龈缘切口，则需单独缝合牙龈乳头和切口的远中部分。

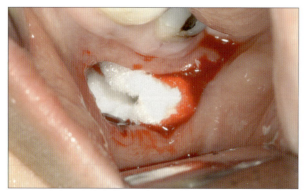

图 14l　在创口内填塞绵胶海绵准备缝合

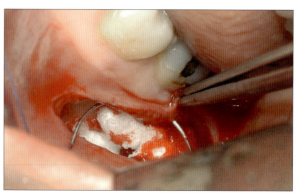

图 14m　分层缝合创口，包括创口内部的肌层和骨膜

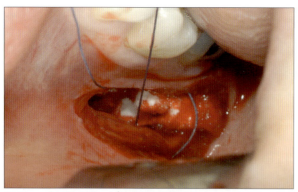

图 14n　在打结之前，缝线穿过颊侧肌层

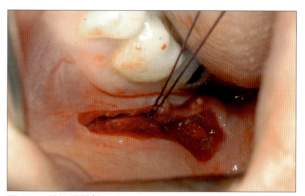

图 14o　关闭深层创口

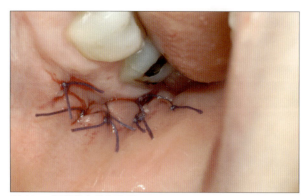

图 14p　间断缝合关闭黏膜

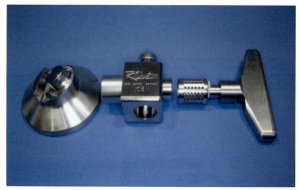

图 15　骨研磨器

4.4.2　下颌前部取骨（颏部）

确保颏部取骨安全有效的两个重要因素是：首先必须保护好颏孔和神经，其次，要达到有效的关闭创口必须保存颏肌附着。要做到这些必须通过精密的切口设计并仔细地剥离暴露颏部。

有两种切口设计：在前庭深部做一个水平切口，穿过颏肌，或者在中线做一个较长的垂直切口直达骨面。

其中第一种方法（水平切口）的软组织预备，首先在双侧尖牙之间的颊侧前庭沟，膜龈联合下大约 10 mm 处做一个水平切口。随后，切口向斜后方加深进入肌层到达骨膜，这样在下颌骨冠方留有一个较宽软组织带作为蒂部，以便分层关闭创口并使颏肌重新适应，防止颏部下垂。

之后向下翻开黏骨膜，暴露下颌前部。如果有必要的话，向左右远中继续剥离（不扩大黏膜切口）暴露颏孔。这时要求术者在继续操作前先对解剖局限的位点进行评估。需要标记出截骨区域的轮廓，包括前牙根尖的位置，颏孔以及下颌骨下缘。注意距离颏孔和下颌前牙根尖 5 mm 为安全界限。

块状自体骨取骨较深时（包含骨松质），下牙槽神经下颌切牙神经支受损的风险也相对较高。由此导致的颏部取骨后下颌切牙感觉丧失时有发生。这种感觉丧失对于绝大多数患者来说只是暂时的，少数患者术后几年之内可能会出现牙髓敏感测试无反应。为了避免术后唇部感觉功能障碍可以采取本文中所描述的手术方式。

通常在手机上安装不同直径（7~12 mm）的环钻进行颏部取骨。根据植骨所需的直径，切取不同直径和深度的柱状骨块（图 16h）。由于环钻易于产热，必须使用大量的无菌盐水冲洗冷却。除了不同直径的环钻以外，还可以用锯和超声骨刀切取各种形状和大小的骨块。

下颌支取骨术后并发症较少，因此当需要矩形骨块时成为常用的供骨位点。而颏部常作为切取皮质松质骨块或植骨厚度小于 4 mm 的供骨位点。注意使用刮匙或手术钳取松质骨时可能会增加下颌前牙血管损伤的风险。

如前所述，使用环钻时要非常小心，在下颌牙根下方保留至少 5 mm 的骨量。可以制备多达 4 个圆柱形骨块，并且可以得到充足的骨量。用钻或超声骨刀完成截骨之后，可以用一个直牙挺将骨块从下颌骨分离，随后通常用添加了抗生素粉末或溶液的绵胶海绵或类似的可再吸收材料充填缺损的下颌骨。

可以用骨研磨器将部分或全部的块状或柱状骨块磨碎之后覆盖在任何需要颗粒状植骨的位点（如上颌窦底提升）（图 15）。

下一步是要分层关闭创口。在缝合黏膜层之前先缝合骨膜和肌层是非常重要的，这样可以避免下唇并发症和颏部下垂，以及由此导致下颌切牙过度暴露的潜在后果。用可吸收的缝线和反角针关闭深层的骨膜和肌层，这样就要在软组织内打结。肌层关闭之后，可以通过间断或连续缝合关闭黏膜层。为了减少术后肿胀，促进颏肌顺利愈合，需要在两耳之间粘一条绷带进行口外加压包扎，通常数日后去除（图 16a ~ o）（Chaushu et al，2001）。

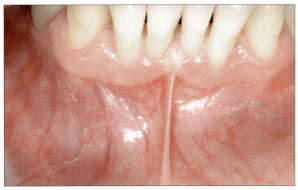

图 16a 图示病例为通过水平切口法从下颌颏部取骨，下颌前部局部浸润麻醉前的口内像

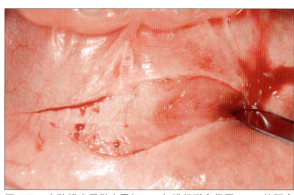

图 16b 在黏膜表层做水平切口，与膜龈联合保留 3mm 的距离

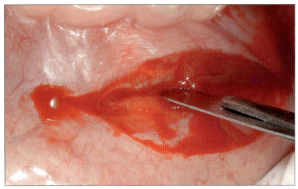

图 16c 然后向斜后方骨膜层加深切口直达骨面，切口位于下前牙根尖下方

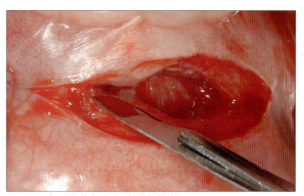

图 16d 切口上缘保留充足的黏膜附着

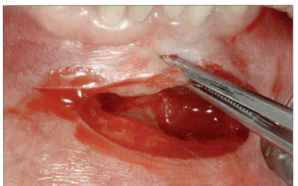

图 16e 上缘的瓣必须保证取骨完成后可以分层缝合

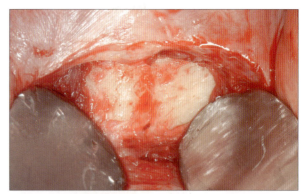

图 16f 广泛的暴露颏部

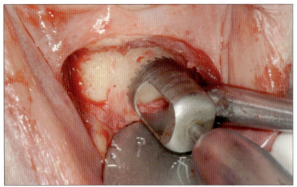

图 16g 取骨可以使用各种直径的环钻进行截骨

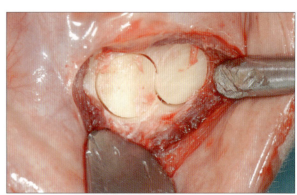

图 16h 割取圆柱形骨块

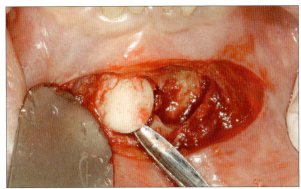

图 16i　用直牙挺撬动骨块

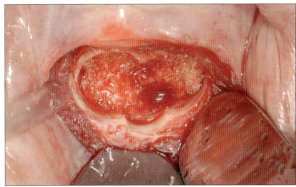

图 16j　取骨后的供区位点，显示剩余的骨松质结构

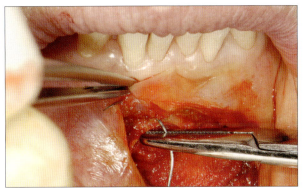

图 16k　采用分层缝合法，先缝合肌层

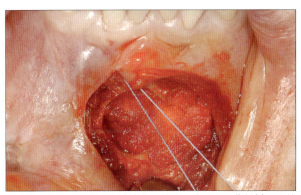

图 16l　取骨后用绵胶海绵填塞供骨区，使用可吸收材料用于第一层缝合，反向穿过创口上缘肌层

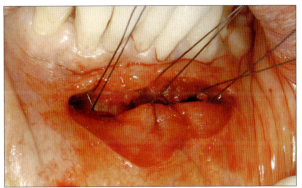

图 16m　完成打结前，所有缝线

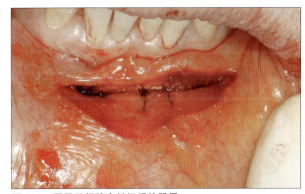

图 16n　图示已经缝合关闭后的肌层

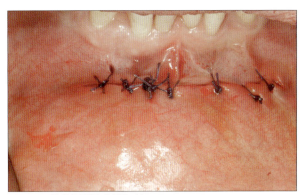

图 16o　黏膜间断缝合关闭创口

4.5　口外取骨

已经证实，相比口内取骨，口外取骨不仅可以满足植骨量的需要，具有更好的抗吸收能力，或可确保更安全、更快的愈合。

4.5.1　髂骨

髂骨通常可以作为大面积植骨的充足来源，用于治疗大量骨缺损，甚至是半侧下颌骨切除后植骨（图17a～r）。这种供骨材料具有更好的骨密度，相比口内取得的移植骨块，骨再生能力更强（Springer et al，2004）。大量取骨最好的供骨位点是髂骨翼的内表面。取骨一般在全麻下进行。不需要扩大皮肤切口，因为手术入路可以向后和向前移动覆盖供骨区。只需要做一个很短的皮肤切口，因此瘢痕非常小。切口最好平行于髂嵴，稍偏向头侧，顺着皮纹的方向。必须要注意避让股外侧皮神经，它是起自髂骨翼内侧沿髂前上棘走行。为了减轻术后疼痛，切口不应该穿过腹部和臀部肌肉；而是应该位于髂嵴肌肉间的筋膜内，来保持臀部肌肉附着牢固。

髂嵴前端内侧骨皮质的弧形轮廓可以更好地重建一个弧形牙槽嵴轮廓。在髂嵴前端的后外侧面可以割取较大的具有弧形轮廓的骨块，用于上颌外置法植骨（Lundgren and Sennerby，2008）。先进的计算机辅助方法可以优化髂骨骨块的形状，使之与缺损准确地吻合。髂骨解剖是相对单一恒定的，对于有经验的医生来说常常不需要术前的影像学检查。取骨最好的工具是来复锯，因为骨凿往往会导致无法控制的骨裂，随后有可能会发展成骨折。可以在髂骨翼内侧割取皮质松质骨块用于牙种植，而保持髂嵴和外侧面肌肉附着完整。用骨蜡止血后，放置一个负压引流管（最终分3层关闭创口）。

微创法从髂骨位点割取少量骨松质，可以在皮肤做小切口，使用环钻取骨。这种情况只需进行局部麻醉。虽然从髂嵴后部取骨较前部取骨更为简单，患者也更容易接受，但是手术中需要患者翻身，操作困难。要完成髂嵴后部取骨是通过直接在髂嵴后突起中部最突出的位置上做皮肤切口；对于肥胖的患者，很难建立手术通道。

推荐术后局部浸润注射布比卡因，并使用弹性防护绷带减轻疼痛。患者需要使用前臂拐杖数日，并且在自由活动时，下肢虽然受力但是不能达到疼痛的程度。典型的并发症包括疼痛，行走障碍以及大腿外侧感觉异常。患有骨质疏松的患者可能会出现髂骨翼骨折，大部分采取保守的治疗方法。尽管像腹部穿孔或者感染这样严重的并发症非常罕见，但是髂骨移植最好还是由有经验的外科医生完成。由于并发症的发生率很低，髂嵴前部已经被推荐为口外取骨的首选供区。在一项包含235例髂骨移植程序的前瞻性研究中，未见任何严重的并发症，术后疼痛和并发症的发生率很低并且在可以接受的范围内（Barone et al，2011）。

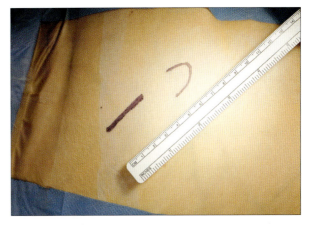

图 17a　髂骨取骨的临床病例：右侧腹部，右腿，胸部朝向左侧。用消毒碘剂清洗皮肤并用黏性辅料隔离术区建立一个无菌的外科区域。半圆形的标记指示的是突出的前棘。这个区域有股外侧皮神经经腹侧走行，因此必须注意避让。粗体的直线标记有 3cm 长，位于髂嵴偏头侧，用来指示皮肤切口。切口不应该直接位于髂嵴顶部，这往往是患者系腰带的位置

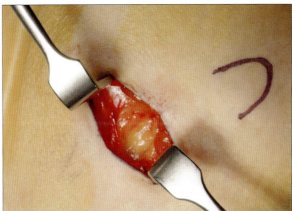

图 17b　切开皮肤后，继续切开皮下脂肪和毛细血管

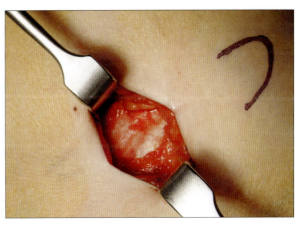

图 17c　此时，切口已经达到腹外斜肌（上方）以及髂嵴前部臀肌附着的白色筋膜。小心地从中间切断筋膜，不切断腹肌也不剥离髂嵴外侧的肌肉附着

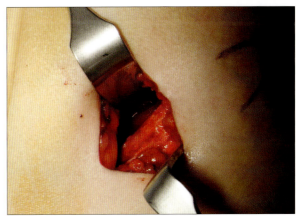

图 17d　剥离髂骨内侧面的骨膜暴露髂骨嵴。只做一个较小的皮肤切口（3cm），然后通过上下移动就可以暴露大面积骨面，将创伤降低到最小

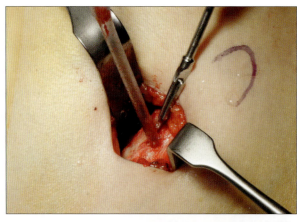

图 17e　充分的盐水冷却下，用来复锯纵向劈开髂嵴

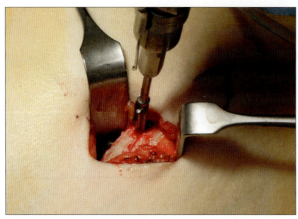

图 17f　使用来复锯在距离髂前上棘后方 2cm 处作横向切割，之后用拉钩牵移软组织向后以便再次横向切割骨组织向后方延长骨块，最后在髂骨内侧面平行骨嵴切口作最后的切割，至此完成骨皮质切开术

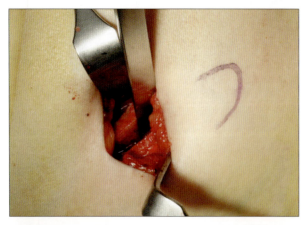

图 17g　使用直刃骨凿，将单层皮质骨块与下方的骨松质分离，动作要轻柔，避免诱发骨裂和骨折，尤其是骨质疏松的患者，通常骨松质较软，不需要施加太大的力就可以折断

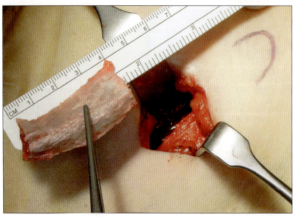

图 17h　割取一个单层骨皮质的皮质松质骨块，通过将软组织向后、向前移动，可以割取到比软组织切口大得多的骨块，必须小心地保护好周围的肌肉附着，以便减小术后疼痛

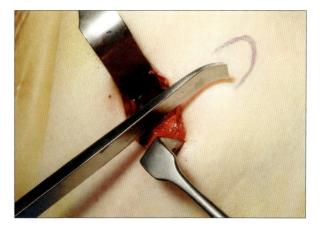

图 17i 用来复锯在髂骨内侧面进行数次垂直向的截骨，割取条状单层皮质骨块，使用特殊的圆刃骨凿（按照 Obwegeser 的方法）从髂骨内侧面深层分离这些条状骨块

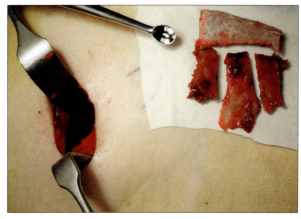

图 17j 取自髂骨内侧面的条状单层皮质骨块，用大刮匙收集更多的骨松质

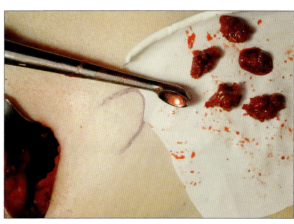

图 17k 用刮匙刮取的骨松质

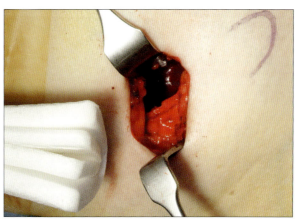

图 17l 使用一大块折叠的绵胶海绵 (Resorba, Nürnberg, Germany) 填塞创口止血，这种绵胶海绵浸泡血液后可以缩小且形成血凝块。严重的出血可以使用骨蜡，也可以使用 Redon 行非负压引流

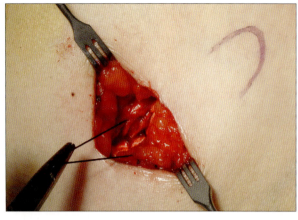

图 17m 关闭创口的第一步是将白色筋膜复位并使用 3 根 1 号 Vicryl 可吸收缝线（Ethicon, Norderstedt, Germany）固定，用 3-0 的 Vicryl 缝线关闭第二层，即皮下脂肪

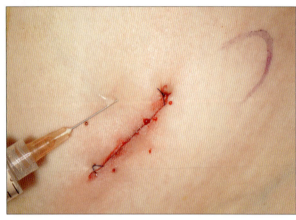

图 17n 用一根单股尼龙线连续缝合关闭皮肤创口，在周围的皮肤注射含有 0.5% 肾上腺素的布比卡因溶液 10ml 浸润麻醉

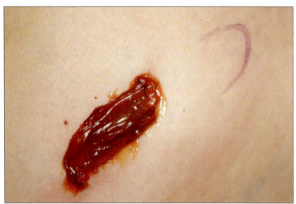

图 17o 在切口表面涂布碘消毒软膏

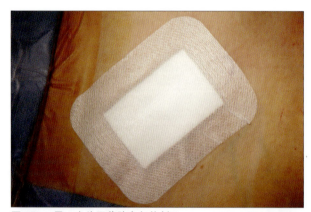

图 17p 用一小片无菌胶布包扎创口

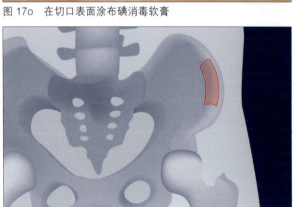

图 17q 供区位点示意图

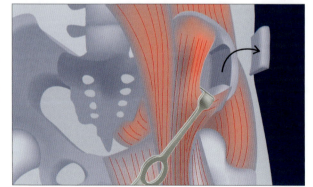

图 17r 取骨程序有关的肌肉附着示意图

4.5.2 颅骨

颅骨的骨皮质是人体中骨密度最高的结构，其密度高于其他任何口外位点的骨组织，甚至高于下颌骨。因此颅骨也被认为是高度抗吸收的骨组织，在这方面甚至比下颌骨的骨皮质更好 (Chiapasco et al，2013)，并且相对增加了口内受骨位点愈合的可预期性。颅骨取骨可以在局部麻醉下进行，但是由于外科手术造成的骨震荡和噪声，手术往往采用全身麻醉。取骨位点一般在颅顶骨，位于矢状缝两侧，这个位置颅骨最厚，而且内板和外板之间被一层清晰的板障层分隔 (图 18a ～ d)。

在距离矢状缝 5 cm 的位置平行于矢状缝做一个长度为 10 cm 的纵向切口，穿过表皮、颅顶肌以及帽状腱膜。由于头皮血管丰富，将头皮夹放置在皮肤边缘用于止血。使用爪钩撑开头皮。用钻标记出植骨块的轮廓后，使用球钻或超声骨刀在植骨块周围行截骨术，宽度大约 1cm。需要去除大量的骨以便使用平凿劈开顶骨分离外板和内板；内板要完整地保留。截骨也可以使用来复锯。这样获得的骨块通常有 4~5 mm 厚，包括板障层的骨松质。在截骨术中可以使用骨收集器收集骨碎片。有些学者提出还可以取部分颅骨骨膜作为天然的胶原膜使用 (Chiapasco et al，2013)。板障静脉出血用骨蜡止血。用 1–0 可吸收缝线来关闭帽状腱膜和皮下创口，然后用 3–0 单股尼龙线关闭皮肤创口。在帽状腱膜下放置引流管。

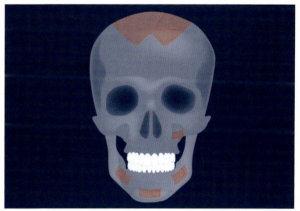

图 18a　口内供骨位点和颅骨供骨位点可取的骨块大小和数量

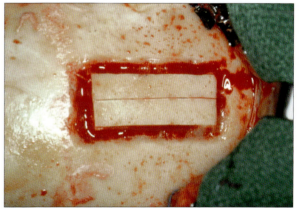

图 18b　颅骨外板取骨，用来复锯切割两条矩形骨，用球钻磨除骨块周围的骨皮质，以便平头骨凿劈开板障层，注意不要折断颅骨内板

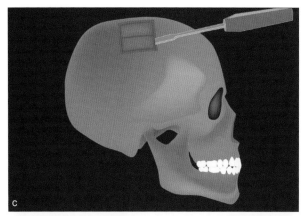

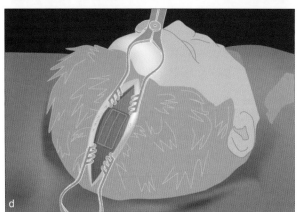

图 18c，d 将骨块分成若干段（这取决于植骨所需要的骨量），随后依次取出，使用凿子将植骨块从内板上分离下来

如果取骨操作适当，供骨位点的并发症发生率一般是比较低的，并且供骨位点的骨缺损很快就会被新骨充填。然而，颅骨移植有可能造成严重的并发症，包括致命性的并发症如脑出血、颅骨骨折、颅内穿孔。已经有报道严重的并发症发病率高达19.2%（Scheerlinck et al，2013）。颅骨取骨在口腔外科中不属于常规手术，并且要求术者必须是专业的颌面外科医生，可以处理潜在的并发症。在这个位点取骨的优点是头发可以掩盖瘢痕（光头的患者除外）。

4.5.3 其他位点

除了髂骨和颅骨以外，还有其他几个口外位点可以作为植骨供区。但是例如肋骨或者长骨一般不建议用于牙种植植骨，有些学者认为胫骨头可以作为骨松质的供骨位点。但是，与髂骨和口内取骨不同，这个方法不属于口腔外科的常规手术，原因是胫骨头取得的骨松质量较少而且骨密度较低（Engelstad and Morse，2010）。此外，四肢骨在发生感染并发症时的愈合潜力较差。

4.6 骨质和骨量

髂嵴作为充足的自体骨来源，可以满足大范围的骨重建。它的松质骨部分通常被称为骨移植的"金标准"，原因是它含有大量的骨原细胞，具有良好的愈合能力。并且，这种自体骨在种植中的适应证广泛。取自髂骨前嵴内侧的皮质松质骨相对较软，类似 Misch 分类 (Misch，1989) 中的 D3/D4 类骨。鉴于其丰富的活性骨细胞，来自髂嵴的自体骨比口外其他部位来源的愈合更快。但是，它也比从口腔中获取的皮质骨块更容易吸收，并且这种吸收是不可预期的。自体骨持续吸收可能长达数年，即使种植体负荷适当也无法避免 (Wiltfang et al, 2012)。

颅骨是纯粹的硬质骨，具有非常高的骨密度，很难被吸收，因此常被应用于口腔种植，尤其在严重吸收的无牙颌牙槽嵴上作为块状自体骨移植。皮质骨内干细胞较少，但所含的骨形态发生蛋白 (BMP) 比松质骨更多。

取自下颌骨的骨质密度也很高。从下颌支获取的骨质与颏部不同。从升支取骨局限在骨皮质内，避免伤及下牙槽神经和牙根。当然，这些骨皮质可以研磨用于上颌窦底提升。与下颌支不同，颏部可以提供皮质松质骨块。如前所述，当需要口内环切骨块或者是大的皮质松质骨时，都可以选择此处作为供区。需要注意的是，颏部骨块只有部分能够研磨，骨皮质部分需要保持完整以用于水平向或者垂直向骨增量时螺钉固定用。

下颌骨可以提供相当多的自体骨移植材料。可以用来完成双侧上颌窦底提升 (Cordaro et al, 2011b) 或者是上颌牙列缺失的全牙弓重建的病例 (Cordaro et al, 2012a；Schwartz-Arad and Lewin，2005)。

4.7　生物材料：骨代用品和膜的选择

骨愈合的天然基质是血凝块中的纤维蛋白。由于自体骨可以作为新骨形成的支架，所以骨屑和骨移植材料可以加速愈合过程。它们还可以提供骨源性干细胞以及化学结合于自体骨基质蛋白中的生长因子、分化因子。其中一组生长因子——骨形态发生蛋白（BMPs）——可以诱导前体细胞分化成骨形成细胞。骨前体细胞可以迁移到骨表面通过激活特殊的酶来分泌生长因子。所以将骨移植材料研磨、切碎更有利于生长因子接近细胞。

与单纯的凝血块不同，大多数骨代用品会阻碍早期血管生成和骨再生。骨代用品不应该充填过于紧密，以便于血管长入和细胞迁移至骨增量的部分。并且，颗粒状自体骨之间含有互相交通的孔隙，与之非常相似，骨代用物也应该包含有交通的孔隙。大于 300μm 的孔隙是血管长入和后续骨化的理想尺寸（Karageorgiou and Kaplan，2005）。另外，骨代用品还可以支持膜和确定移植材料的形态。临床医生应该牢记每一种骨代用品都是异质材料，但不应引起免疫反应。颗粒和粉末状的小异物可能会激发巨噬细胞介导的免疫反应，引起无菌性炎症（Anderson et al，2008）。

去蛋白牛骨基质（DBBM）是一种常用的口腔内骨代用品，替代率较低。如果患者倾向使用合成材料，可使用双羟基磷灰石加碳酸三钙（Straumann Bone Ceramic®；Straumann，Basel，Switzerland）。这两种材料都被证实具有骨引导性（Jensen et al，2007）。换言之，它们都可以促进骨壁至缺损区一定程度的附加性骨生长。这种附加性生长依赖于颗粒之间的新生血管生长。在牙槽嵴顶，这种生长在距离缺损骨壁数微米时便自动停止。距离更远的颗粒在纤维组织中愈合，形成瘢痕。屏障膜可以用来增加血管长入骨移植材料继而骨化的距离。值得注意的是，骨代用品都不具有骨诱导作用。换言之，它们并不能通过 BMP 诱导间充质干细胞分化诱导骨形成，提示骨诱导作用并不依赖于骨位点而是也通过异位骨化的形式。将骨代用品与自体骨屑混合可以使混合物也具有骨诱导特性，所以大范围的骨缺损时应使用混合移植材料而不是单独使用骨代用品。

在一些国家，为了避免自体取骨，来自尸体的同种异体骨受到了一定程度的欢迎。BMP 剩余的生物活性取决于对这些产品消毒的方法，包括简单的冰冻、化学清洗同种异体骨或者高剂量的 γ 射线消毒。并且，疾病传播的风险也因消毒方式而异。曾报道过通过骨库传播 HIV 的事件（Schratt et al，1996；Simonds，1993）。另一个问题是芽孢菌很难被杀死（Simonpieri et al，2009），以及移植材料的免疫原性也会因上面几种不同的处理方式而异。

广泛使用的屏障膜是猪源性的、非交联的天然胶原膜。这种亲水性材料与来自创口血凝块的纤维可以很好地整合，便于临床操作，无须膜钉固定。与 e-PTFE 膜相比，软组织开裂和膜暴露的风险更低（Jensen and Terheyden，2009）。可吸收胶原膜的缺点是在 4~8 周内较快的吸收，而且缺乏强度，需要下方充填材料来支持增量部位的外形轮廓。

一项人体研究显示，使膜的屏障功能更耐久的胶原化学交联与膜暴露率相关（Becker et al，2009）。最新的进展是用聚乙二醇（PEG）制作可吸收膜。这种材料在使用时是柔软的，随后在骨增量部位变得坚硬。第一项研究已显示了可喜的成果（Ramel et al，2012；Jung et al，2009）。

最常用的不可吸收屏障膜为膨体聚四氟乙烯膜（e-PTFE）。虽然这种膜骨增量效果很好，但是对技术要求更高,膜提前暴露的风险非常大（Chiapasco et al，2006b）。

总而言之，屏障膜的长期功能性和生物相容性这两种目标还不能很好地兼顾。稳定的屏障膜不能很好地与组织整合，而是易于形成在口内环境中利于细菌增殖和软组织开裂的间隙。相反，胶原膜的生物相容性非常高，不会被身体视为异物，但很快就被蛋白水解。

4.8　混合骨移植

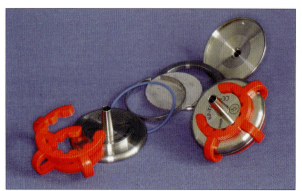

图 19　安装于外科吸引器中的可循环使用的骨滤网（Schlum-bohm, Pinneberg, Germany）

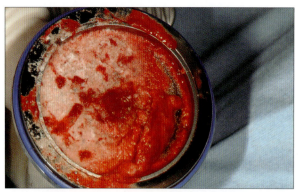

图 20　骨预备后用图 19 所示的装置收集起来的骨粉。为尽量减少细菌污染，滤网只在骨预备阶段使用

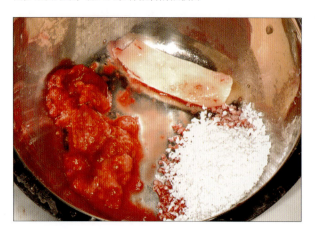

在临床实践中，常常将自体骨和骨代用品配合使用，可以将它们分层放置，也可以将颗粒状自体骨和骨代用品混合。颗粒状的自体骨可以通过手术吸引器内的滤网收集（图 19，图 20）。分层放置移植材料的原则是将活性更好的颗粒状自体骨紧贴种植体放置，而将骨粉放置在缺损处的周围，这样可以为骨再生以及外覆的软组织构建出一个光滑的外形轮廓（Buser et al，2008）。

用骨粉替代部分自体骨，减少了种植手术对患者的创伤。目前很多种植相关的骨缺损可以通过口内骨和骨粉联合使用。较之前降低了口外取骨的需求。

目前还不确定混合移植物中人工骨粉与自体骨屑最适宜的比例。动物研究显示，无论自体骨取自髂嵴还是下颌，上颌窦底提升手术中使用混合骨移植材料比单纯使用骨粉能获得更高的骨－种植体接触率。

研究发现，混合移植材料中自体骨比例高时愈合加快（Jensen et al，2013），而骨粉比例高时骨吸收更少（Jensen et al，2012）（图 21）。加快愈合和减少骨吸收这两方面在动物实验中似乎是两个相反的目标，折中的比例是自体骨占 25%～50%。

图 21　骨增量的典型移植材料。使用 Lindemann 钻从外斜线取骨。取 22mm×8mm 的纯皮质骨块。从滤网中搜集取骨时产生的骨屑。用球钻将缺损部位边缘修整光滑。取等量的去蛋白牛骨基质（DBBM），见图中盘内右下方，抽取静脉血浸润，与自体骨混合形成 50/50 的混合移植物

4.9 用钛钉和钛板固定块状自体骨

块状自体骨提供了骨量、机械结构和稳定性。其中骨皮质比骨松质更能抵抗破骨细胞的吸收作用。这种抗吸收的特性对于维持长期良好的骨轮廓来说非常重要，尤其在美学区。根据它们的厚度和皮质－松质骨比率，移植骨块可以整块用于外置法骨移植，或者以薄片、贝壳的形式移植。块状自体骨可防止外部的软组织向缺损处塌陷。

如果块状自体骨没有稳固地固定，感染和吸收的风险非常大。妥善固定移植材料，使其无法移动和晃动对于骨愈合来说十分关键。骨块固定通常用外径为 1.0~1.5mm 的钛钉，每个钛钉的夹持力

可高达 30kg。而钛板在骨块固定时并不常用。固定用螺钉有拉力螺钉和定位螺钉。由于骨块中的孔稍微宽一点，拉力螺钉的螺纹并不嵌入骨块中（图22）。螺钉拧紧时将骨块压入受区骨面，施加的摩擦力使骨块稳固。如果不使用拉力螺钉，通常是在骨块上钻一个略窄于螺钉外直径的孔，再用螺钉来连接受区骨（图22）。一个骨块需要使用 2 颗螺钉以防止旋转。其实移植骨块如果按照受区精细地预备过，使用 1 颗拉力螺钉也可以稳固固定。

当下层的骨表面没有足够的空间固定拉力螺钉或者定位螺钉时可以使用骨板（图22）。

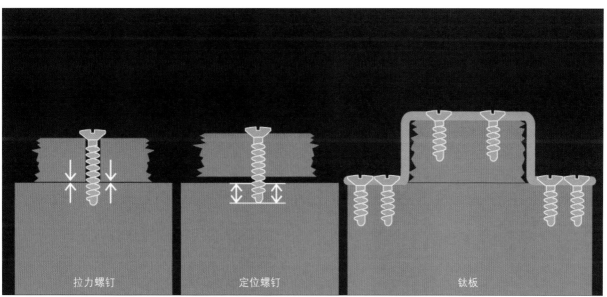

图22 拉力螺钉、定位螺钉或者钛板提供了固定移植骨块的三种方法。使用拉力螺钉固定时，在骨块上预备一个较大的滑动孔，螺丝通过滑动孔拧入受区骨质。螺钉将骨块压在受区骨表面，靠摩擦力固定。使用定位螺钉时，备孔较小，这样螺钉的螺纹也拧入了移植骨块。拧紧定位螺钉并不能减少骨块和受区骨的距离，这样可以在距离受区一定距离时固定骨块

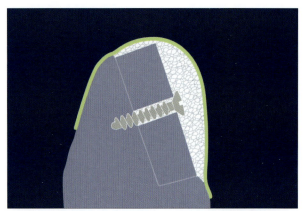

图 23a　外置法植骨使用拉力螺钉。骨块外周被骨粉覆盖

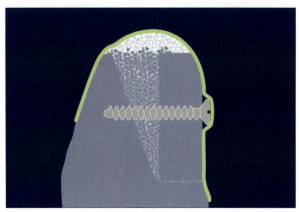

图 23b　"贝壳"技术中使用定位螺钉。框架内被自体骨屑填满。外周放置骨粉

使用拉力螺钉固定外置骨块的原理是通过建立骨块和受区之间的密切接触来促进愈合（图 23a）。定位螺钉可以距受区骨表面一段距离固定骨块，就像一个"贝壳"一样建立一个可容纳颗粒状自体骨的空间（图 23b）。

4.10 骨移植成熟前吸收的预防

在愈合过程中，颗粒状自体骨通常由屏障膜保护（引导骨再生）。实验研究发现愈合过程中如果没有屏障膜的保护，颗粒状自体骨的体积将会减少约一半（Donos et al，2002）。已有多个动物实验研究了屏障膜在愈合中的作用（Schenk et al，1994；Nyman and Lang，1994）。屏障膜不仅利于骨细胞从受区骨组织长入，还可防止愈合过程中自体骨发生移位。并且，屏障膜还可以防止来自外覆的软组织瓣血供中从单核细胞分化来的破骨细胞前体的聚集。

重建骨愈合后剩余的量取决于一系列因素，包括自体骨或者骨代用品的类型、屏障膜的种类、愈合的时程以及采用何种方式防止愈合过程中膜的塌陷。

虽然应用不可吸收膜时存留的骨量最多，但它们发生并发症的风险也最大，例如软组织开裂引起的膜暴露。不可吸收膜的暴露可能会导致膜和移植物的取出，这意味着骨增量程序的完全失败。使用可吸收屏障膜比较不容易发生软组织的暴露问题。而一旦发生了暴露，通过局部的抗菌治疗也可以达到二期愈合。不利的方面是，使用这类屏障膜存留的物量比不可吸收膜少（Jensen and Terheyden，2009）。

块状自体骨通常在分阶段的骨增量程序中使用。它们的愈合方式与其他移植物类似。尽管由于血供中断，大部分细胞不能存活，但自体骨为邻近组织的细胞长入提供了良好的支架，由此骨的活力和特性得到修复再生（Urist，1965）。

这个阶段里一定程度的吸收是必需的，便于愈合组织取代无活力的组织。这个机制解释了为什么愈合阶段骨自体骨的体积会减小（Cordaro et al，2002）。

愈合期间，自体骨吸收会影响到重建的效果，它的吸收率受到一系列因素的影响。最重要的因素是自体骨的稳定性、其来源是软骨骨化还是膜内成骨、是骨皮质还是皮质松质骨以及自体骨表面的软组织愈合。

为避免愈合期间的移动，从 20 世纪 80 年代末期开始使用拉力螺钉来固定块状自体骨。如前所述，如果没有坚固固定，将影响到愈合，导致骨块显著或者完全吸收。

自体骨的来源也是影响吸收率的潜在因素，需要注意由骨膜内骨化形成的扁骨，例如颅骨和下颌骨。它们的早期结构由纤维结缔组织形成，然后由骨组织取代。而长骨或者髂嵴是由软骨作为最初的支架，继而骨化形成。另外，研究表明，纯皮质骨块比皮质松质骨块的吸收少。鉴于这些因素，来自下颌骨和颅骨的骨块通常比来自髂嵴的骨块吸收率更低。

软组织开裂会影响块状自体骨的愈合，加重吸收甚至可能导致完全的失败。为避免不利的吸收，必须通过外科技术来保证重建部位软组织的一期关闭。

根据多位学者的报道，在没有并发症的情况下，块状自体骨的平均吸收率为20%~50%（Chiapasco et al，2006b）。如果缺损处便于过量植骨的话，这就不会成为一个临床问题。尽管这样已经可以满足很多临床状况的需求了，但仍有一些必须获得稳定的重建。尤其在美学区，即使是非常少量的骨丧失都可能影响效果。

另一种常用的方法是联合使用块状自体骨和多种骨代用品以及屏障膜，研究显示这两者可以减少甚至完全防止块状自体骨的吸收（Cordaro et al，2011b；Antoun et al，2001；Wiltfang et al，2012）。一项前瞻性随机研究也证实了屏障膜的抗吸收作用（Antoun et al，2001）。注意当使用屏障膜时，无论是可吸收还是不可吸收屏障膜，软组织开裂和自体骨暴露更易发生。

还需要注意，在块状自体骨表面放置一层骨代用品时，自体骨吸收可能会减少（Maiorana et al，2005；von Arx and Buser，2006）。当骨块不可预期的吸收会影响到最终效果时（如上颌前牙区），可使用块状自体骨、骨代用品和屏障膜的混合移骨材料。

4.11　同期和分阶段骨增量

骨增量程序可以在种植体植入之前，或者植入同期进行。这两种程序都已经被广泛使用和接受，并认为是可预期的。

同期骨增量程序有明显的优点。毕竟一次性完成所有的手术可以减轻患者负担、费用和时间。同样它也有其缺点，包括一旦移植材料收缩或者部分吸收使得种植体暴露的风险增加。如果术后发生感染或者创口开裂，损失了大量移植骨，已形成骨结合的种植体表面发生任何程度的暴露都是无法治疗的，并且需要手术取出。使用非潜入式植入的软组织水平种植体同期骨增量更加困难，生物学上更需要创口愈合。事实上，种植体表面至少有一部分会与无血供的移植材料接触，意味着该区域的骨结合会延迟。并且，无活力的移植材料暴露于无活力的种植体表面有感染以及纤维组织愈合的风险。

鉴于以上的优缺点，逐个分析病例情况，当条件能达到可预期的愈合时，推荐使用同期骨增量程序。原则上，大面积的骨缺损不使用同期骨增量程序。当骨缺损情况不允许在功能和美学适宜的位置植入种植体时，推荐使用分阶段的程序。另外一些考量包括骨缺损的类型以及位置。当骨缺损为有利型时，种植体植入位置在骨壁的内侧（1/4 缺损型见第 3.4.1 章中表 1），可以同期骨增量。种植体暴露部分位于邻近牙槽骨壁的舌侧，有空间容纳自体骨或者骨代用品并保持稳定。当需要在现有骨壁外侧进行三维骨增量时应该使用分阶段的程序。当垂直向骨缺损超过 1~2 mm 时，也需要采用分阶段的程序。其他可以采取同期骨增量的先决条件包括良好的局部和系统状态利于愈合，并且没有严重的局部和系统风险因素，例如吸烟。另外，良好的软组织状况可以保障移植材料可预期的关闭。

4.12 美学区牙槽嵴骨增量的外科设计

临床上，任何骨增量程序的设计都需要先根据理想种植体和修复体的位置对骨量进行评估。可制作一个诊断蜡型在口内试戴，在治疗步骤开始之前与患者沟通，就期望的修复效果达成一致。或者使用计算机软件在图像上显示一个虚拟的蜡型。蜡型具有双重功能，还可以用于制作外科导板。

导板最好是用透明的丙烯酸树脂制作，可以指示理想修复体的位置和预计龈缘位置（图24）。骨水平种植体的肩台应该在预计龈缘以下3 mm。预计的种植位点可用骨量可以使用放射线导板在断层片上间接测量，也可以在局麻下用骨地图的方式直接测量。目前最精确的方法是患者戴着钻孔定位阻

射的放射线模板拍摄锥形束CT（CBCT）。重建的轴向影像上牙齿位置的叠加将显示现有骨量和所需骨量之间三维方向上的差异，提供水平向宽度和垂直向高度所需的信息。

通常，上颌前牙区骨增量旨在恢复功能之外同时恢复美学。新增骨量使得临床医生可以在正确的功能和美学位置上植入种植体。生物学宽度的建立使得软组织边缘位于骨面一定水平之上。因此，可以根据预计的修复方案利用骨增量调整和建立牙龈边缘的位置。这需要可预期和精确的骨增量技术以及使用适当的骨移植材料保证再生骨质长期的稳定。

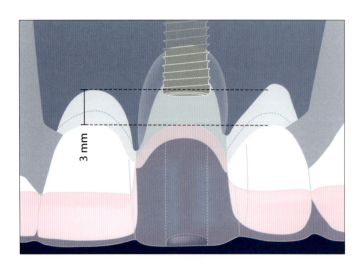

图24 在牙冠边缘使用导板，可以直接测量出需要重建的骨量

4.13　骨增量方案

4.13.1　裂开式骨缺损和开窗式骨缺损

　　由于本卷的专题主要是讨论在种植体植入前分阶段进行牙槽骨重建，因此，我们只简要讨论种植体植入时少量骨缺损的同期骨增量方案。当可用骨量不足，不能完全包绕植入的种植体时，随时可发生裂开式和开窗式骨缺损（图25，图26e ～ f）。裂开式骨缺损指的是在牙槽嵴顶部位发生的骨缺损。这种类型的骨缺损可发生于种植体的颈部，由于牙槽嵴呈圆弧形，这种骨缺损经常发生于唇侧（1/4 型骨缺损，见表1 和图38）。种植体表面的粗糙部分可能因此暴露，并且种植体周围龈沟内的细菌通过长结合上皮定植于种植体，除非通过骨增量程序实现骨增量。与之相反，开窗式骨缺损，常发生于牙槽嵴凹陷区域。这种情况下，种植体颈部完全被骨覆盖，而暴露的区域一般在种植体体部更靠近根尖区域（图25）。

　　裂开式骨缺损如果是有利型骨缺损，可考虑进行同期骨增量。否则，建议采用分期程序。

　　在设计好的位置切开翻全厚瓣，提供暴露骨缺损的良好入路与视野。推荐的切口线为牙槽嵴顶直线型和扩展到邻牙的沟内切口，应做垂直切口用于减少张力。

　　应彻底清除裂开式骨缺损周围的皮质骨板上残留的软组织并用小球钻钻孔。骨表面的新生层也应该清除。可以使用集骨器收集自体骨屑，以及种植床预备产生的骨屑。可用刮骨器从骨缺损周围的骨皮质获取更多的骨屑。去除种植体表面薄的、不稳定的骨皮质，如果保留这层骨在原位可能有导致坏死和感染的风险，将取出的自体骨与颗粒状自体骨混合。然后，先将自体骨屑作为第一层骨移植物，覆盖在种植体表面并达到种植体颈部，然后将骨代

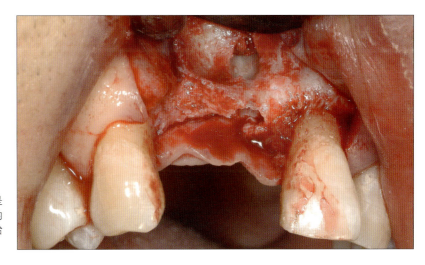

图25　已完成预备的种植窝。骨边缘是完整的，而由于颊侧骨板有非常明显的凹陷，在根尖区可见开窗式骨缺损。治疗中应该选择引导骨再生方案

用品作为第二层，覆盖至少 2 mm 厚。

在第二层骨移植材料表面覆盖可吸收性胶原膜，一般不需要固定。选择和修剪骨胶原膜的目的是保证膜能完全覆盖所有缺损区域和骨移植材料。胶原膜可以伸展到腭侧或舌侧黏膜瓣下方。一旦源

自受植区的血液浸透了胶原膜，胶原膜就会固定于该位点。由于胶原膜也可以覆盖邻牙牙槽骨，但需保证瓣复位后膜不超出龈沟。在放置膜时常应用双层膜技术，用于固定骨移植材料，并延缓膜的吸收，以达到理想的屏障功能（Buser，2009）。

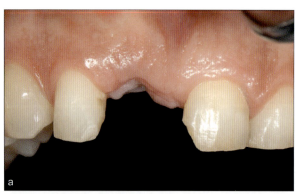

图 26a　年轻男性，缺牙位点为厚龈生物型（外伤导致上颌中切牙缺失），邻牙切角折断

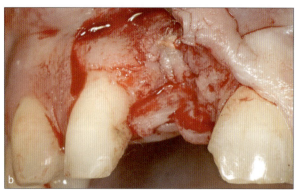

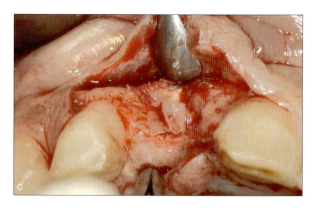

图 26b，c　翻瓣后显示颊侧骨板中度缺损。皮质骨板完整

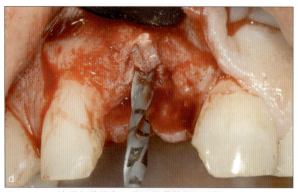

图 26d　开始预备种植窝，最终的骨缺损可预期

然后将瓣减张，使瓣可以被动复位，使用间断缝合和水平褥式缝合关闭创口。近期的出版物建议，如果在美学区选择同期骨增量，选择穿黏膜的愈合方式也是可行的。潜入式愈合，由于需要进行二期手术，可能有利于软组织处理（Hämmerle and Lang，2001；Cordaro et al，2012b）。

使用这个步骤的典型临床病例在图 26a ～ m 中展示。

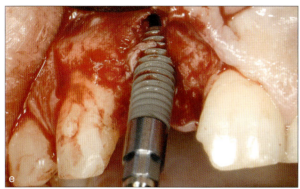 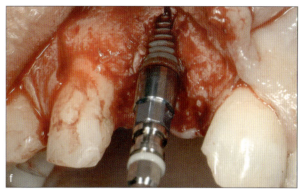

图 26e, f　本病例选用骨水平种植体, 仔细操作, 确保种植体植入到理想的位置和深度。种植体植入后, 出现了酷似垂直向骨缺损的水平向骨缺损。种植体颊侧超过一半的长度没有骨的覆盖

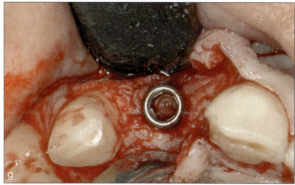

图 26g　殆面观清晰可见骨缺损为有利型, 邻牙牙槽骨均位于骨缺损区域颊侧数毫米, 有利于支持颗粒状骨代用品

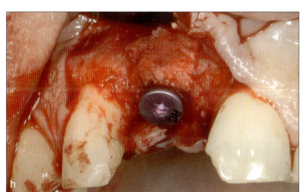

图 26h, i　在种植体表面先覆盖局部获取的自体骨, 然后再覆盖一层吸收较慢的颗粒状骨代用品 (DBBM)

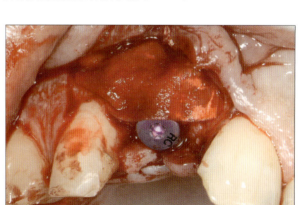

图 26j　整个重建的区域均使用双层胶原膜覆盖

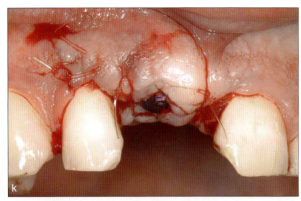

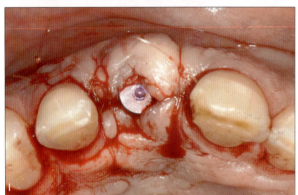

图26k，l　选择了半潜入式的愈合方式。𬌗面观清晰显示水平向骨缺损的过校正

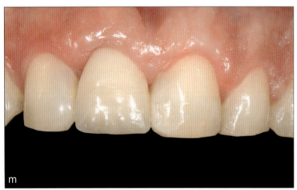

图26m　术后观。如果条件有利，即使在美学区，这种骨增量技术也足以获得可预期的效果

4.13.2　外置法骨移植或水平向牙槽嵴骨增量（分阶段方案）

如果牙槽嵴太窄不能植入种植体，分阶段手术有两种不同的策略。第一种是进行牙槽嵴轮廓扩增，另一种是通过使用块状自体骨进行外置法骨移植，使用屏障膜保护骨移植材料或应用引导骨再生技术。

使用外置块状自体骨进行水平向骨增量的方案需要先在牙槽嵴顶做切口，并做扩大到邻牙或种植体的沟内切口。翻瓣并暴露受植区骨面，评估所需骨块的大小。可用消毒的纸板（如缝合线包装）制作骨块大小的模板。所选择的收取骨块的方法应该保证可用集骨器收集骨屑。

接下来，需要清除受植床表面残留的软组织，建议使用大直径的球钻。小直径的球钻可用于受植床皮质骨表面打孔，获得达到骨髓腔的通路。这些骨屑也可以收集。

随后，将块状自体骨固定于受植床的骨缺损区，在这之前一般需要去除受植床位点的皮质骨来开放骨髓腔。在固定骨块之后，用球钻修整骨块，同时再次收集骨屑。块状自体骨在骨增量材料中心作为位点保存的结构，能更好地形成未来种植体的颊侧骨板。骨块的直径及其固定的位置可应用手术模板来辅助确定，模板可在骨增量手术前准备。

骨增量手术要确保未来种植体颊侧至少2mm厚骨板。

从下颌升支制取的骨块通常为3～5mm厚，这样的话，4mm厚的牙槽嵴可扩展到7～9mm厚。更薄的牙槽嵴（宽度薄至1mm，典型的表现为下颌后部或萎缩的上颌前部刃状牙槽嵴）将使用"贝壳"技术，这将在下文进行讨论，也可以用于补偿垂直向骨量不足。

骨块可用骨屑、吸收较慢的颗粒状骨代用品和胶原膜覆盖。这可以减少骨的吸收。

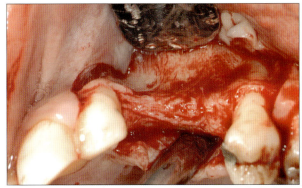

图 27a　本病例水平向骨缺损量太大，不适宜行同期骨增量程序。尖牙和第一前磨牙缺失

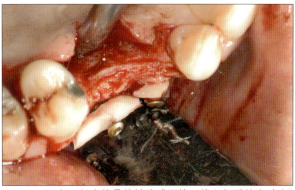

图 27b　取自下颌支的骨块被分成两块，使之与受植床贴合。使用 2 颗螺丝固定骨块

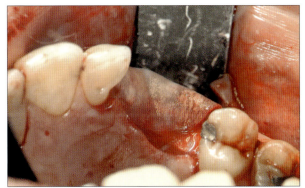

图 27c　使用骨屑和胶原膜覆盖骨块。胶原膜塞进腭侧黏骨膜瓣下方

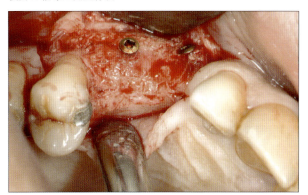

图 27d　4 个月后再次打开术区，可见理想的骨增量效果

为了屏障膜保护效果，可吸收性胶原膜被用于覆盖骨块并塞入舌侧或腭侧黏骨膜瓣下方。混合的骨移植材料由剩余的自体骨屑、DBBM 和自体血组成。这些颗粒性材料被用于覆盖整个骨块，并塑造光滑的外形，使骨块不规则外形的影响最小化。

安全愈合的先决条件是获得软组织关闭，这包括无张力和无液体渗透。建议使用细的缝线，这样菌斑附着的趋势较低（如 5-0 微创单股尼龙线）并使用微创缝合针。长的切口通常使用褥式缝合来关闭创口，这样可以减轻张力并且不会让创口边缘折叠，随后在褥式缝合之间用间断缝合。避免过小的缝合间距，因为创口的愈合是发生在缝线之间的软组织而不是缝线下方的组织。在美学区的减张切口甚至需要用更细的缝线（如 6-0）。

图 7a ～ e 展示了局部牙缺失患者应用块状自体骨移植技术解决水平向骨缺损的过程。

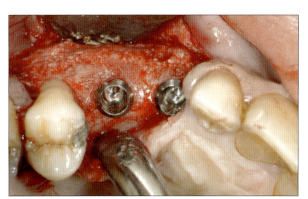

图 27e　在重建后的牙槽嵴内植入 2 颗种植体。可见种植体唇侧和腭侧充足的骨壁厚度

4.13.3 水平向牙槽嵴骨增量的骨劈开

对于狭窄的牙槽嵴进行骨增量来说，块状自体骨移植的替代方案是骨劈开术。一些适合的病例可选用该技术。这要求在术前CBCT影像中可见牙槽嵴颊舌侧有骨皮质且之间有骨松质。这种情况一般要求牙槽嵴颊舌向厚度大于4mm。更窄的牙槽嵴骨松质层较薄或缺如。如果是那样的病例，骨增量时需要选择外置法骨移植（图28a~d）。

骨劈开术可带来颊侧骨板不可预测的垂直向吸收的风险，因为手术会减少或破坏颊侧骨板的血供。骨劈开术可同期进行种植体植入。本方案获得初始稳定性的唯一途径是种植体的根部可与牙槽骨啮合。这可能导致种植体的初始稳定性降低，因为颊侧骨板不再坚固。在适合的病例中，如果需要，可用螺钉将松动的骨板固定。

在准备骨劈开术时适合只进行小范围的翻瓣、只暴露牙槽嵴区域。局部翻瓣可保留劈开后的颊侧骨板的血供，减少骨板的吸收。上颌皮质骨板有更好的血供，因为有多支骨膜分支进入骨皮质内。临床上，在牙槽嵴顶做水平切口暴露牙槽嵴。翻全厚瓣，颊舌侧分别只剥离几毫米的范围。如果需要，可向根尖区域翻半厚瓣，保留骨膜血供完整。这样可以暴露冠方牙槽嵴便于观察，同时便于测量颊舌向宽度。

翻瓣后，用球钻或超声骨刀在牙槽嵴中心做水平切口，随后用薄刃的骨凿加深这个直线切口。使用木槌小心敲击，使骨凿向松质骨部分缓慢前进，用舌侧或腭侧骨板作引导。为了让牙槽嵴达到合适的宽度，骨凿进入的深度要略深于设计的种植体长度。对于致密且易折的骨板，可用骨凿在软组织下方小心操作，增做垂直向应力释放切口。在操作的过程中必须非常小心，防止黏膜破裂。由于超声骨刀有选择性切割骨组织而不损伤软组织的特性，可用于该操作并保护黏膜。

骨切割完成后，骨裂隙逐渐增宽。将从厂商处获得的金属楔置入裂隙。另外也可以选用骨挤压器械或牙根挺。目的是使外侧骨板向颊侧弯曲，而使腭侧或舌侧带有骨松质的骨板保持完整和稳定。在上颌，如果耐心操作，这个程序可以顺利完成而不导致骨板折裂。在下颌，骨板既硬又脆，容易折裂。重复此方案，直至牙槽嵴被充分增宽，可容纳种植体植入。需要将种植体植入到比正常略深（低于牙槽嵴）的部位，用于抵消随后可能发生的牙槽骨吸收和颊侧骨板高度的轻微降低。如果骨劈开采用的是分阶段的方案，颗粒状骨代用品将替代种植体填塞入骨劈开间隙，维持已获得的颊舌向宽度。

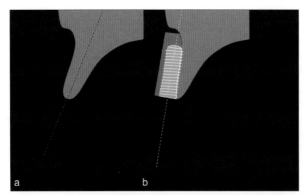
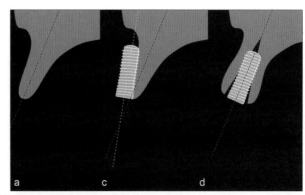

图28a~d 这个刃状牙槽嵴的模拟图显示通过块状自体骨移植或骨劈开术均可获得最终修复效果。骨劈开术的局限性在于要求种植体的轴向在骨劈开的轴向上（在松质骨成分内），但可能并不符合修复体的长轴方向。而在应用块状自体骨移植技术时种植体轴向可比较自由地调整。（a）初始状态。（b）块状自体骨移植。（c）块状自体骨移植后理想的轴向和骨劈开后欠佳的轴向之间的差别。（d）骨劈开技术和种植体植入后修复体的轴向

接下来需要关闭软组织。由于现在牙槽嵴较之前已增宽，瓣不能完全关闭，除非之前进行完全剥离。由于不推荐大范围剥离，因此采用间断缝合但不强行拉拢关闭创口。暴露的间隙可选用小块胶原膜封闭。

相对于传统的骨移植，不翻瓣骨劈开需要较高水平的外科技术和经验。骨膜上黏膜瓣是一种选择，但在边缘区域非常难预备，而且会破坏瓣的原始血供。另一个选择是翻全厚瓣，这样有很好的视野，但将颊侧骨板的软组织蒂进行了分离。另外也可以使用混合瓣，即在牙槽嵴冠方区域翻全厚瓣，在根方区域翻半厚瓣。

骨劈开主要用于水平向扩张萎缩的牙槽嵴，利用牙槽骨良好的弹性和富含骨松质的特性以及其外周型血液灌注。狭窄的下颌牙槽嵴也可以选用骨劈开术，但难度技术要求更高，因为下颌骨更脆、更厚、含有更多骨皮质。下颌的血供更多的是中心型血液灌注，骨膜分支的血供相对上颌来说较少。上颌的不翻瓣方案提供的优势是，即使是小块的骨块也可和骨膜相连，并被完整的软组织封套所包纳。总而言之，通过骨劈开扩增牙槽嵴是非常有效的，但有一些局限性，包括组织学方面的需求和注重外科医生的手术技巧。外置法骨移植，配合颗粒状自体骨和屏障膜进行保护，更加具有通用性且被广泛应用。这种方案较之骨劈开，在文献中有更多的支持，而且技术敏感性较低（Aghaloo and Moy，2007）。另一方面，较之牙槽嵴扩张后颊侧皮质骨板的吸收来说，块状自体骨少量的吸收是可预期的（另见第6.12 节）。

图 29 图示了上颌（图 29a ~ g）和下颌（图 30a ~ 1）两例牙槽嵴骨劈开病例。

致谢（图 29a~g）

修复程序
Kai Schaumburg 医生 Kassel，德国

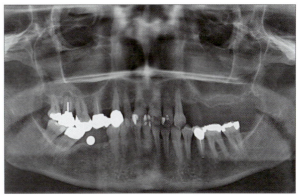

图29a　治疗前的曲面体层放射线片，表现为上颌左侧游离端缺失，伴有垂直向骨缺损（2/4 型骨缺损）

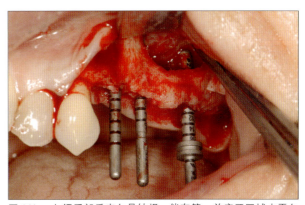

图29b　上颌后部垂直向骨缺损，伴有第一前磨牙区域水平向骨缺损。已完成上颌窦底黏膜提升术，并按照手术模板进行了种植窝定位和导向

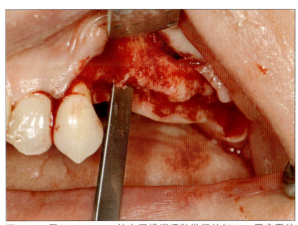

图29c　用 Lindemann 钻在牙槽嵴顶做纵行的切口，用扁平的骨凿楔入，并用锤子轻轻敲击，使之逐渐深入。最终的深度要略深于种植体的长度

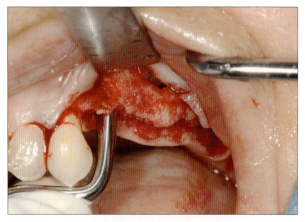

图 29d 应用牙根挺将颊侧骨壁向外侧推动。这需要非常缓慢和小心，操作的幅度要在牙槽骨的弹性幅度内，防止颊侧骨板完全折断

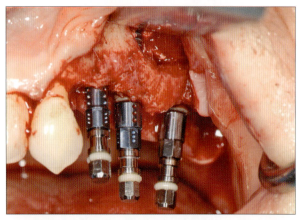

图 29e 前磨牙区植入 4.1mm 直径的骨水平种植体（ Straumann AG，Basel，Switzerland ）。磨牙位点植入 4.8mm 直径的种植体（ Straumann ）。由于颊侧骨板稳定性降低，种植体初始稳定性较差

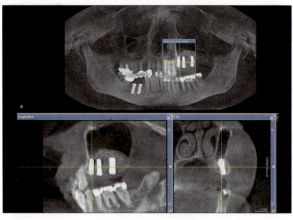

图 29f 术后 CBCT 显示充足的牙槽嵴宽度（ 24 位点种植体颊侧牙槽骨板 ），上颌窦底骨增量也获得理想效果

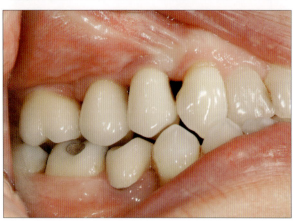

图 29g 最终修复效果

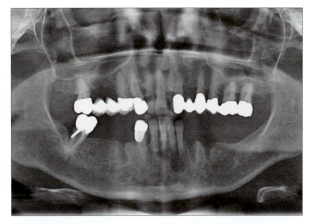

图 30a　种植手术前的曲面体层放射线片。6 个月前已拔除 33、34、44 位点牙。目前的程序包括拔除 43 和 47 位点牙同期种植体植入

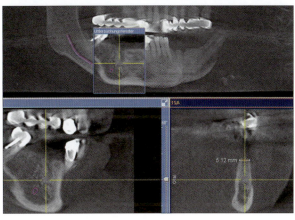

图 30b　在骨劈开术前，牙槽嵴平均宽度约为 5mm

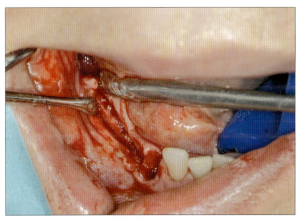

图 30c　在牙槽嵴顶做线性切口，从牙槽嵴顶仔细分离黏骨膜瓣。为了不影响下颌骨的血供，只是进行了轻度的翻瓣。使用小的 Lindemann 钻在骨性牙槽嵴做切口。在 44 和 46 位点远中进行骨劈开

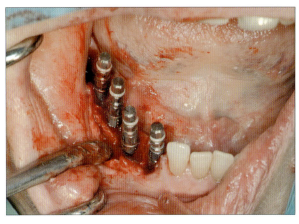

图 30d　使用骨凿分离皮质骨板，劈开后的颊侧骨板向外弯曲，注意不要分离或折断舌侧骨板，随后同期植入种植体。种植体要植入到略深于颊侧皮质骨板的深度，用于补偿劈开后骨板的垂直向骨吸收。在 43 位点新鲜的拔牙窝内植入种植体

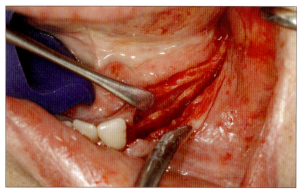

图 30e　在下颌左侧采用同样的方案。这里显示劈开后的颊侧骨板已经向外侧弯曲，而舌侧骨板无分离或折裂

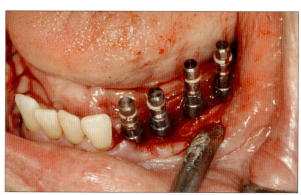

图 30f　同期将种植体植入到低于颊侧骨板 1mm 的位置

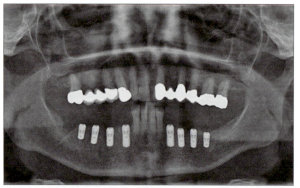

图 30g　种植体植入后的曲面体层放射线片

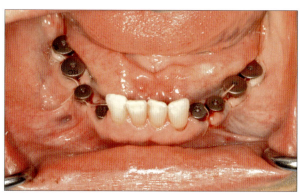

图 30h　种植二期手术。注意剩余的附着龈是分离的，均匀围绕着种植体

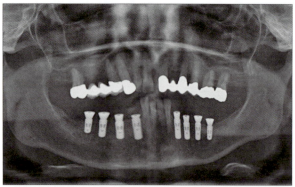

图 30i　种植二期手术后拍摄的曲面体层放射线片

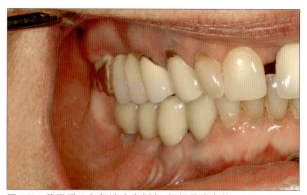

图 30j　戴牙后 1 年复诊（右侧），组织是稳定的

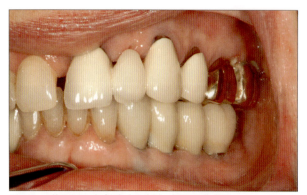

图 30k　戴牙后 1 年复诊（左侧），组织是稳定的

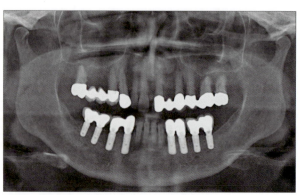

图 30l　戴牙后 1 年拍摄的曲面体层放射线片

4.13.4 垂直向牙槽嵴骨增量

垂直向牙槽嵴骨增量适用于牙槽嵴垂直向高度不足，不能容纳所需长度的种植体。这种类型的治疗方案典型用于下颌后部游离端缺失，神经管上方可用骨高度不足 10 mm。对于骨高度高于 10 mm 的情况，经常可以选用长度是 8mm 的种植体。更短的种植体也可以选用，但牵扯到可能会降低种植成功率（Telleman et al，2011）。

一般来说，垂直向骨增量的挑战远远超过水平向骨增量，通常需要采用分阶段的方案（Rocchietta et al，2008）。原因在于增加了风险，会导致软组织瓣关闭时非常大的软组织张力，同时口腔功能本身会给移植材料机械负荷。

外置法骨移植是垂直向骨增量的传统方法，在效果上预期性较好（Proussaefs and Lozada，2005）。符合这种手术方法的材料包括取自髂骨的皮质松质骨块、取自颅骨或下颌骨的皮质骨块。在髂嵴处可制备足够高度和宽度的骨块，用于处理大范围的骨缺损病例。骨块可进行设计和修整，满足理想的高度和宽度的需求，对于较大的外置法骨移植，需要分离和移动颊侧和舌侧软组织瓣，这一般会导致附着龈的再定位。在二期手术时经常需要进行游离龈移植和前庭沟加深术，用于重建种植体周围的角化龈。

垂直向外置法骨移植的显著问题是垂直向的骨吸收，这与这种手术方式需要软组织大范围移动有关。有时，骨吸收不可预期，且会持续数年。如果在骨移植同期植入最终的种植体，这种持续的骨吸收将使种植体体部暴露于口腔，导致美学和功能并发症。基于此原因，建议（而且几乎仅此选择）采取分阶段方式进行垂直向骨增量。

垂直向外置法骨移植程序也可以用分阶段水平向骨增量的方式实施，该方式也使用外置块状自体骨结合 GBR 程序。备选方案包括使用加固型聚四氟乙烯膜（PTFE），结合使用帐篷螺钉，或采用同期植入种植体，利用种植体本身的帐篷支撑效果达到最大 7 mm 的垂直高度不足的骨增量（Simion et al，2007）。

4.13.5 垂直向骨增量的"贝壳"技术

牙槽嵴高度降低且表现为刃状形态的萎缩牙槽嵴，可在牙槽嵴颊侧固定自体皮质骨块，通过叠加的模式创建支架（图 31a ~ m）。固定不使用拉力螺钉，而使用定位螺钉，骨块上缘的位置要与未来计划的种植体颊侧骨板所在位置相适应。一个方法是在牙槽嵴和骨块之间创造一个开放的空间，然后填入颗粒状自体骨。外层覆盖混合性骨移植材料和可吸收性胶原膜。注意垂直向的骨缺损不要矫枉过正，因为骨增量同时还需要维持至少 7 mm 的修复间隙。

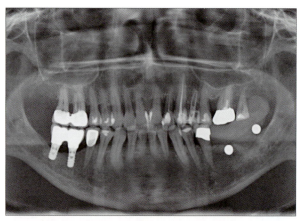

图 31a 曲面体层放射线片。下颌左侧水平向骨缺损伴轻度垂直向骨缺损（3/4 型骨缺损）

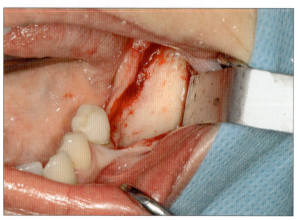

图 31b 下颌左侧第一、第二磨牙缺失。做牙槽嵴顶水平切口和远中朝向下颌升支的 45° 减张切口及第一前磨牙的沟内切口，翻全厚瓣。分离舌侧黏膜，包括上颌升支区域。通常，舌侧骨膜弹性较好，可被动移位

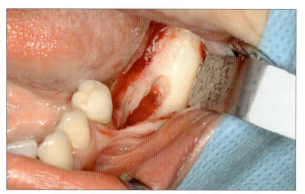

图 31c 在预期的颊侧骨高度下方 1cm 处磨出一个沟槽

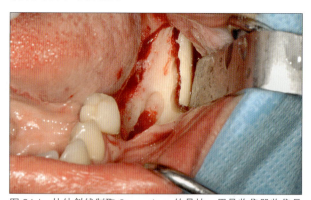

图 31d 从外斜线制取 2cm × 1cm 的骨块。用骨收集器收集骨屑

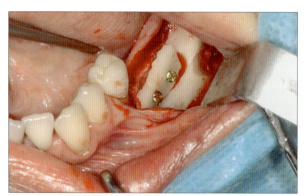

图 31e 将骨块放置到沟槽的基部并用定位螺钉固定

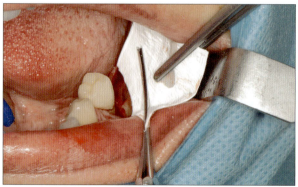

图 31f 修剪胶原膜，并将膜的一侧置入舌侧瓣下方

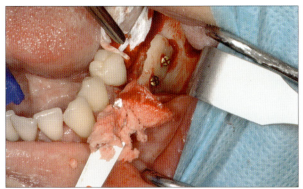

图 31g　膜固定于舌侧瓣下方。骨块后方的空间填入自体骨屑

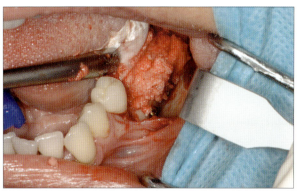

图 31h　填入混合性骨移植物（DBBM 和自体骨屑等比例混合），使其在水平向和垂直向上均超过舌侧骨板 2mm，并高过骨块

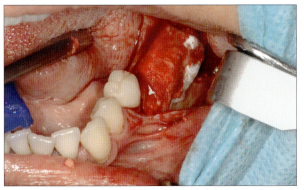

图 31i　将胶原膜翻过来覆盖骨移植物，并确保软组织瓣可安全覆盖骨移植物

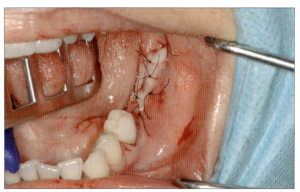

图 31j　使用两针褥式缝合（4-0）和间断缝合（5-0）关闭创口

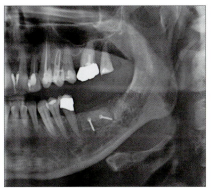

图 31k　术后的曲面体层放射线片

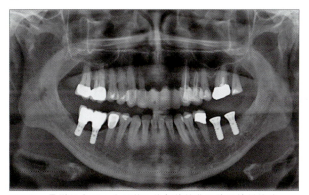

图 31l　骨增量术后 4 个月戴入修复体的曲面体层放射线片

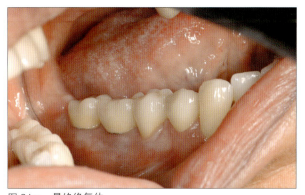

图 31m　最终修复体

4.13.6 垂直向骨增量的夹层骨移植

用于解决 4/4 型骨缺损外置法骨移植相关问题（即软组织动度较大，骨吸收不可预期）的较新进展为使用夹层骨移植技术，也称为"三明治式植骨"（图 32b，c）。这种方法将切口舌侧的软组织保留，不从牙槽嵴骨面分离。膜龈联合区域无水平向变化。

这种技术只能由有经验的外科医生来完成，因为其非常复杂，可能发生严重的并发症。

在牙槽嵴顶做正中切口，翻全厚瓣。在下颌，需要暴露颏孔并保护颏神经，而舌侧软组织继续保持和骨面的附着。做一个水平向的骨切口和两个垂直向的骨切口，制作"盒形"骨块，制作完成后，骨块依然保持和舌侧软组织的蒂部相连。在下颌后牙区，水平向截骨线需要确保在神经上方。在神经上方需要有至少 4~5 mm 的剩余骨高度。如果这些条件不能满足就应该放弃本方案，改用髂骨做外置法骨移植。在下颌的双侧颏孔之间做截骨线时，截骨线可位于下牙槽神经管下方。在下颌后部，舌侧骨膜通常比较薄，不会限制骨块抬高的高度。在上颌前牙区，可实现的骨块抬高高度受到腭侧牢固

的软组织限制，抬高的高度限制在 2~4 mm。这种情况下，夹层植骨的替代方案是牵张成骨技术。

固定钛板被用于将带蒂的骨块固定在所需的垂直位置，确保在延期手术时种植体可选择合适的长度并植入适合的位置。在双侧骨块之间创造了一个盒形间隙，两侧均有开放的骨髓腔。这个间隙为骨移植材料的血管化及骨的愈合创造了非常好的条件。间隙内可填入颗粒状骨代用品和颗粒状自体骨混合移植材料，颗粒状自体骨可在骨切割时用骨收集器收集。在颊侧，需要做骨膜切口，增加瓣的移动性。颊侧的间隙区表面需要覆盖胶原膜。

4.13.7 垂直向和水平向骨增量的旋转夹层骨移植

这种三明治植骨方式的演变主要用于牙槽嵴的 3/4 型骨缺损（图 32b，33a ~ i）。需要遵循的原则是将狭窄的牙槽嵴斜面外侧骨板向上旋转到水平位置。在骨块下方形成可容纳性开放间隙，可植入混合性骨移植材料。游离的骨块依然保持和舌侧软组织的附着，并用钛板固定约 4 个月。

图 32a~e　用于垂直骨增量的外置法骨移植（d，e）的 3 种替代方案（a~c）

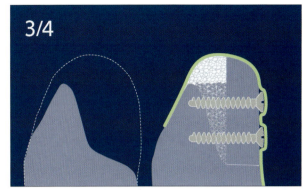

图 32a　"贝壳"技术

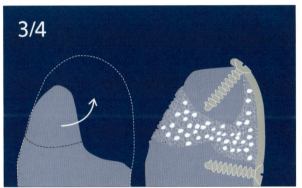

图 32b　旋转夹层骨移植

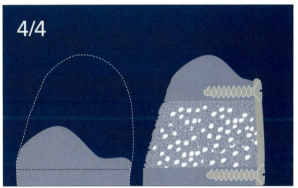

图 32c　分阶段夹层骨移植（替代方案：牵张成骨术）

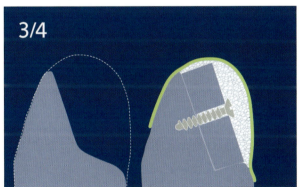

图 32d　3/4 型骨缺损的外置法骨移植

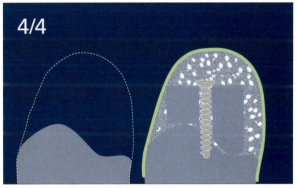

图 32e　4/4 型骨缺损的外置法骨移植

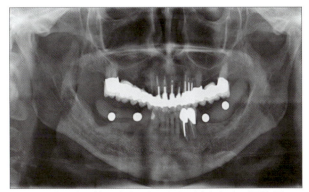

图 33a　曲面体层放射线片。水平向和垂直向复合型骨缺损(3/4 型)

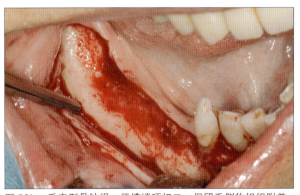

图 33b　垂直型骨缺损。牙槽嵴顶切口，保留舌侧软组织附着

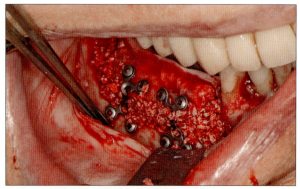

图 33c　骨块预备完成后，将骨块向上旋转，并将之固定到与对颌牙裂相对应的正确修复位置。夹层空间填入 DBBM 和自体骨屑等比例混合的骨移植物

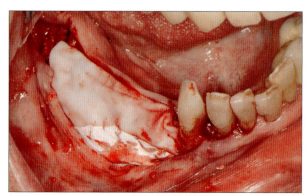

图 33d　用可吸收性胶原膜覆盖缺损区

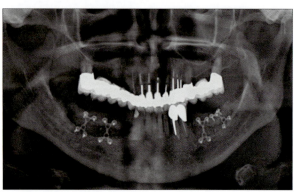

图 33e　术后曲面体层放射线片

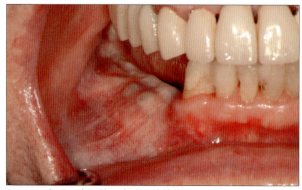

图 33f　术后 4 个月的口内观。移植物已经愈合。与对颌对应的修复位置是有利的

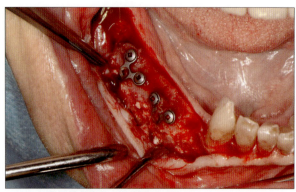

图 33g　骨块是稳定的。钛板尚未取出

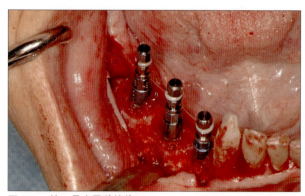

图 33h　植入骨水平种植体

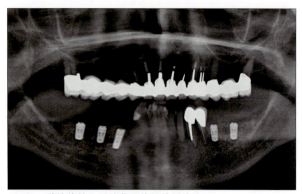

图 33i　种植体植入后的曲面体层放射线片

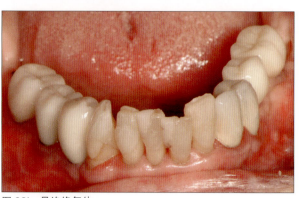

图 33j　最终修复体

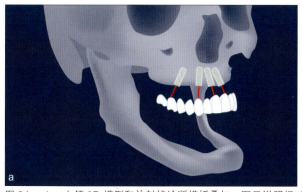
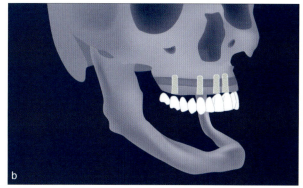

图34a，b　上颌3D模型和放射线诊断模板叠加，图示说明相对于萎缩的上颌骨牙槽嵴形态成角度的位置和反𬌗状态

4.13.8　上颌垂直向骨增量的夹层骨移植（Le Fort Ⅰ型截骨）

Le Fort Ⅰ型夹层骨移植术的优点是可通过同期骨移植解决牙槽嵴矢状向和垂直向的颌位关系。

Le Fort Ⅰ型截骨最初是设计用于正颌程序，现已成功用于萎缩的无牙颌治疗（Bell et al，1977）。Le Fort Ⅰ型夹层骨移植可用于移动上颌前牙区，将之扩展到理想的矢状向和垂直向修复位置。这样，牙槽骨萎缩的病例可实施种植体支持的固定义齿修复方案。这种技术适用于轻度萎缩的病例，例如牙周病导致的骨吸收（Cawood Ⅳ型），但也有一些严重的（Cawood Ⅴ型）和极端的（Cawood Ⅵ型）骨吸收病例（Cawood and Howell，1988）。

上颌牙槽骨通常向中心区萎缩。牙槽嵴高度及其前牙区凸度均降低，这导致假的Ⅲ类关系，伴发唇部及鼻部支撑不足。这种情况下植入的种植体大约需要向外倾斜30°，使其能够覆盖对颌牙列。上部结构如果是长的牙冠或人工恢复缺失组织的可摘义齿，结果会更糟（图34a，b，图35）。Le Fort Ⅰ型夹层骨移植术纠正了上颌牙槽嵴的错位，这样，牙槽骨获得重建，可按照正常的位置植入种植体（未冠名），并按照理想的牙冠长度制作固定修复体。同时，该程序还为唇和鼻等软组织提供了足够的支持。上颌无牙颌从腭部及远中靠近咽部的软组织瓣获得血供。这些血供不会因为剥离前庭区

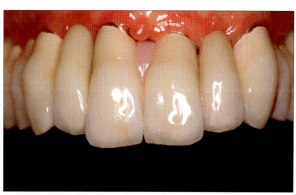

图35　解决不利型垂直向骨缺损的方法是在修复体上添加牙龈瓷（夹板式）或制作长的牙冠（如图）。这包括将种植体植入在非理想的位置（例如向外倾斜30°）

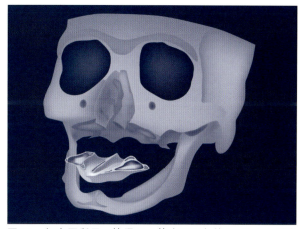

图36　如本图所示，按照Bell等（1977）的Le Fort Ⅰ型夹层骨移植术可用于严重萎缩的上颌骨增量（Cawood Ⅴ型和Cawood Ⅵ型）。这种方法也用于垂直骨增量，消除中度萎缩病例（Cawood Ⅳ型）需要佩戴活动义齿的需求

软组织和随后的截骨受到影响。而且，鼻底和上颌窦底的黏膜可与截骨后的上颌骨保持连接。所产生的缺损是封闭的和可控的，在随后的治疗中可用颗粒状自体骨和／或骨代用品从内侧来移植和扩增吸收的牙槽嵴。在确定正确的修复位置后用钛板进行固定（图36）。

从第二磨牙位点向对侧相同位点做牙槽嵴顶切口，创造手术入路。截骨术前需先行双侧上颌窦底侧壁开窗，提升上颌窦底黏膜（图37a，b）。

下一步是预备双侧鼻底黏膜，随后做水平向截骨，包括尖牙支柱和远中的上颌窦侧壁。用骨凿切断近中的上颌窦壁，用间隔凿从鼻底侧分离鼻中隔，用弯凿将上颌骨和翼状突分离。上颌骨就完成了截骨，可以轻度移动。

这种方法可将前牙区牙槽嵴前移和延长的程度取决于修复引导的外科方案。用钛板将牙槽嵴固定在尖牙和翼状突区域。建议用髂骨骨块加固尖牙支柱，桥接支撑截骨间隙，确保咬合稳定，在4个月后获得咬合重建。同时，如果需要，可用髂骨骨屑来加固牙槽嵴。最后，包括鼻底和上颌窦底的夹层间隙内填入DBBM和颗粒状自体骨移植物混合的植骨材料（图38a～g；也可见第6.12节，图1～图17）。

比较小范围的Le Fort Ⅰ型截骨术是在上颌前部做局部截骨，行夹层骨移植，例如纠正前牙区由于牙周病导致的骨缺损。这种特殊方式获得的骨块垂直向移动是有限的，受到了腭侧黏膜的限制，只能移动数毫米。

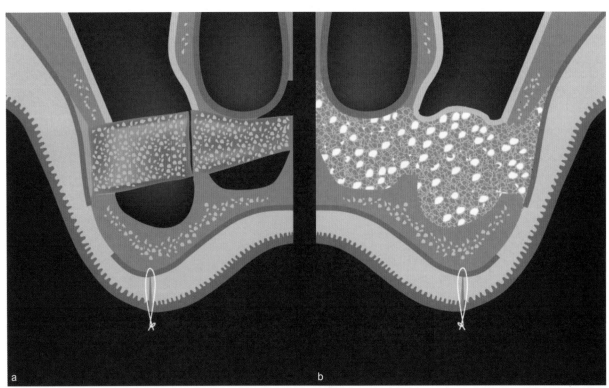

图37a，b　老技术（左侧）和新技术（右侧）。最早的技术只是在Le Fort Ⅰ型水平进行了一个切口。这种技术所需的大量块状自体骨移植造成患者难以承受。当代的技术应用了双侧上颌窦底和鼻底的提升，创造了一个封闭且可控的缺损，缺损内可填入颗粒状骨，减少了对髂骨的需求量

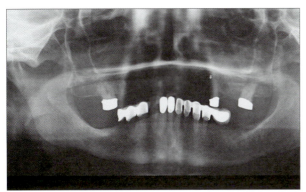

图38a 曲面体层放射线片。表现为上颌前牙区骨缺损，部分由于严重牙列反𬌗所致的综合征

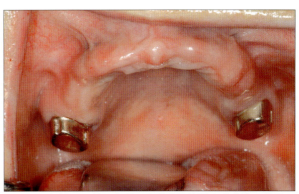

图38b 上颌无牙颌口内观，表现为牙槽嵴中度萎缩，前牙区显著骨缺损及牙槽嵴摆动（Cawood Ⅳ型）

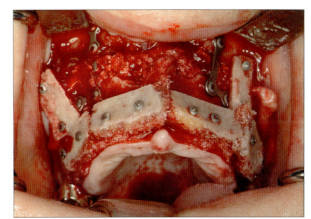

图38c 行牙槽嵴顶切口，在上颌结节后方做45°的垂直松弛切口，暴露上颌骨的唇侧骨板，包括在梨状孔的上颌神经。随后行双侧上颌窦底和鼻底的提升，在夹层内填入混合的骨移植物（DBBM和自体骨屑等比例混合）。在尖牙位点用钛板固定上颌骨，细心调整牙槽嵴的高度及其在矢状向的颌位关系。使用一块髂骨骨块修复尖牙支柱，桥接支撑夹层间隙。剩余的髂骨骨屑被用于水平向加固牙槽嵴

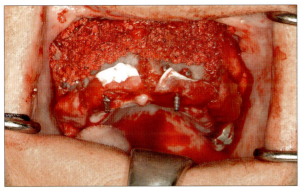

图38d 夹层间隙和髂骨骨块与颊侧骨板之间的空间填入混合的骨移植物。在原有的牙槽骨内植入2颗临时种植体

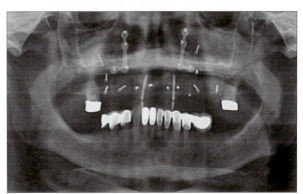

图38e 术后曲面体层放射线片

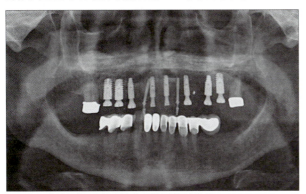

图38f 种植二期手术后的曲面体层放射线片

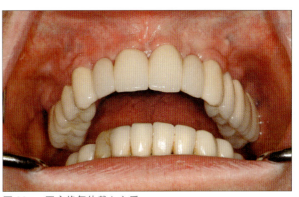

图38g 固定修复体戴入之后

4.14　骨增量技术选择指南

医学上、牙科学上治疗计划的制订应该由逻辑化的程序指引。确定治疗计划应该基于精确的诊断，对各种可选治疗方案疗效的评价，以及评估最终选定的方案是否适用于某个特定的患者，局部或者系统因素影响下需选用其他的方案。

如第 2.2 章节所描述，Milincovic 和 Cordaro (2013) 发表的系统性评述只有少数几项骨增量技术研究描述了骨缺损初始状态。因此，对临床医生来说，目前还没有一个明确的循证方案为每一种特定的临床情况来选择最适宜的技术。我们基于以下三类知识努力提供此类方案。

- 缺损分类（图 39）
- 文献依据，然而有限
- 作者的观点

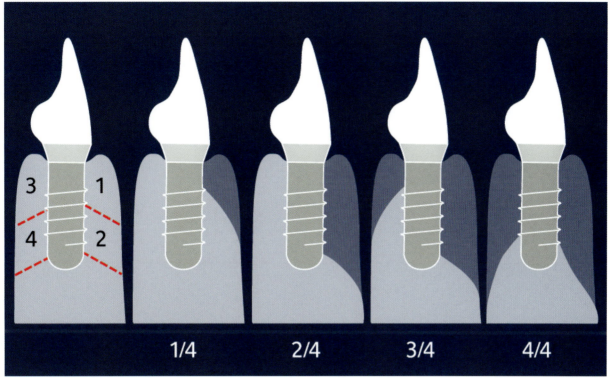

图 39　Terheyden 牙槽骨缺损分类 (2010)，定义了牙齿拔除之后牙槽嵴吸收的典型类型。缺损类型可根据骨缺损与预期种植体植入位置的关系分为 4 类。吸收初始阶段，唇侧骨板减少少于预期种植体长度的 50%；单颗牙缺隙通常为此类缺损，且植入种植体后呈现为裂开式骨缺损（1/4 型）。颊侧骨板继续吸收将形成刃状牙槽嵴，高度并未减少但颊侧骨壁吸收超过预期种植体长度的 50%（2/4 型）。牙缺失之后，口腔组织通常需要经历数年的吸收达到部分（3/4 型）和全部（4/4 型）牙槽嵴高度降低

表 1 牙槽嵴缺损概况

缺损类型	单颗牙间隙	多颗牙缺失，游离端	牙列缺失
1/4	裂开式骨缺损，有利型	多个裂开式骨缺损，有利型	多个裂开式骨缺损，有利型
2/4	水平向不利型骨缺损，需要在现有的骨壁外侧进行骨增量	水平向不利型骨缺损，需要在现有的骨壁外侧进行骨增量	刃状牙槽嵴
3/4	水平向及垂直向骨缺损	水平向及垂直向骨缺损	垂直向有吸收的刃状牙槽嵴（Cawood Ⅳ型）
4/4	完全缺损	仅有垂直向骨缺损	全颌萎缩（Cawood Ⅴ型和 Cawood Ⅵ型）

表 2 单颗牙缺失相关骨缺损的优选和备选方案

单颗牙	描述	优选方案	备选方案	
1/4	有利型裂开式骨缺损，靠近邻牙的位置骨面隆起	GBR 同期种植体植入	分阶段 GBR，美学区同期或者分阶段块状自体骨移植	
2/4	水平向不利型骨缺损，需要在现有的骨壁外侧进行骨增量	分阶段 GBR	GBR 同期种植体植入	美学区：分阶段块状自体骨移植
3/4	水平向及垂直向骨缺损	分阶段 GBR 联合使用间隙保持装置	块状自体骨移植，"贝壳"技术	
4/4	完全缺损	分阶段块状自体骨移植	分阶段 GBR 联合使用间隙保持装置	

表 3　连续多颗牙缺失相关骨缺损的优选和备选方案

连续多颗牙	描述	优选方案	备选方案	
1/4	水平向有利型骨缺损	分阶段 GBR	GBR 同期种植体植入	美学区：块状自体骨移植，分阶段或同期种植体植入
2/4	水平向不利型骨缺损，需要在现有的骨壁外侧进行骨增量	少于 4 mm：分阶段块状自体骨移植	多于 4 mm：骨劈开	GBR 分阶段或同期种植体植入
3/4	水平向及垂直向骨缺损	块状自体骨，"贝壳"技术	分阶段 GBR 联合使用间隙保持装置	旋转夹层骨移植
4/4	仅有垂直向骨缺损	夹层骨移植，三明治技术	分阶段外置法骨移植	牵张成骨

表 4　牙列缺失相关缺损的优选和备选方案

单颗牙	描述	优选方案	备选方案	
1/4	多个裂开式骨缺损	GBR 同期种植体植入	分阶段 GBR	美学区：块状自体骨移植同期种植体植入
2/4	刃状牙槽嵴	下颌升支或口内其他部位取骨分阶段块状自体骨移植	多于 4 mm：骨劈开	
3/4	垂直向有吸收的刃状牙槽嵴（Cawood Ⅳ型）	覆盖义齿修复：降低骨高度，使用短种植体	上颌固定修复：Le Fort Ⅰ型夹层骨移植	下颌支或口内其他部位取块状自体骨
4/4	全颌萎缩（Cawood Ⅴ型和 Cawood Ⅵ型）	上颌		
		从口外取骨 Le Fort Ⅰ型夹层骨移植	块状自体骨外置法骨移植	
		下颌		
		覆盖义齿修复：无须骨增量，使用短种植体	固定义齿修复：夹层骨移植	如果可能发生骨折：块状自体骨外置法骨移植

4.15　创口感染的预防和抗生素治疗

相对于在表面皮肤实施的治疗程序，口腔内的任何手术介入都会导致感染风险的增高。口内创口不可避免地会被细菌积聚。根据治疗程序的种类，在口腔种植中一般的感染率为5%(Tan 等，2013；Esposito et al，2010；Barone et al，2006）。这需要提前与患者沟通感染风险并获得其知情同意。

在涉及骨移植的种植治疗中，预防细菌感染需要四个步骤（表5）。第一步是在进行选择性手术前对病症牙的处理（例如去除龋坏组织以及牙周治疗）。第二步是手术前几天或手术开始之前实施专业的牙齿洁治。第三，患者进行术前口内漱口消毒以减少细菌在口腔内的积聚以及细菌在手术创口的附着。第四，患者应接受围术期抗感染治疗。阿莫西林就是一种用药选择；对青霉素过敏患者可更换为克林霉素。术后抗生素治疗是否延长至几天仍是一个有争议的问题。最终决定取决于临床医生的判断还要根据患者个性化的情况。应重视长期服用广谱抗生素对于肠道菌群可能的副作用，比如腹泻以及可能患危害生命的假膜性结肠炎。有初步的证据证明益生菌可能能够避免此类并发症的发生(Johnston et al，2012)。

表5　四步法预防感染的阶梯概念。从术后第一天开始，患者就应进行仔细的口腔卫生维护。鼓励患者在口腔内非手术区域使用牙刷，同时进行氯己定漱口，每天 2 次

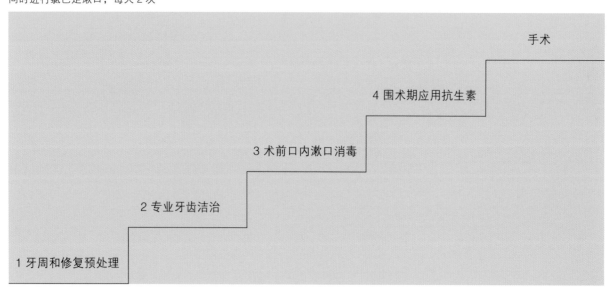

手术

4 围术期应用抗生素

3 术前口内漱口消毒

2 专业牙齿洁治

1 牙周和修复预处理

4.16　用药和术后护理

　　局部麻醉下实施的大多数组织增量程序建议在清醒镇静下实施，咪达唑仑是一种药物选择。对于大多数髂骨移植或 Le Fort Ⅰ型截骨程序则需要全身麻醉。

　　皮质类固醇已被证明对术后转归有一定作用，比如牙关紧闭、肿胀以及第三磨牙术后疼痛，对于种植手术的病例应用全身性类固醇可假定获得类似的效果。

　　组织增量程序不需要口内敷料。口外应用冰袋冷敷可以减轻肿胀。术后第一个晚上，建议患者休息时采取坐姿，可能需要平躺时轻轻抬高身体上部。术后通常需要服用几天止痛药。

　　术后 10 天拆线。拆线后无须药物或特殊护理。特殊情况下，骨质疏松患者应减轻咀嚼功能 6 周，以免下颌骨骨折的风险。

4.17   临时修复体

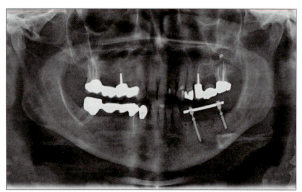

图 40a   曲面体层放射线片。应用树脂和加强金属丝制作的一个固定局部义齿（FPD）作为临时修复体

在组织增量区域避免任何的机械负荷是十分重要的。组织增量手术后禁止配戴黏膜支持式可摘局部义齿。如果邻牙存在，最好采用牙支持式临时修复的方案。对于邻牙缺失的情况，可能会使用临时种植体来支持一个可摘修复体（图 40a ~ c，图 41a ~ e 和图 42a ~ d），或者建议在最初愈合阶段不使用临时修复体。

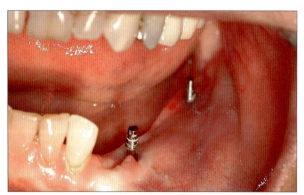

图 40b   植入 2 颗临时种植体之后的情况

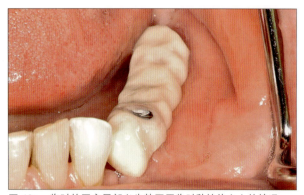

图 40c   临时的固定局部义齿粘固于临时种植体之上的情况

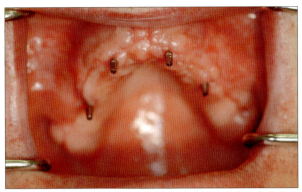

图 41a　牙齿拔除期间植入临时种植体来辅助患者从有齿状态到种植体支持式修复体的过渡。减轻咀嚼功能

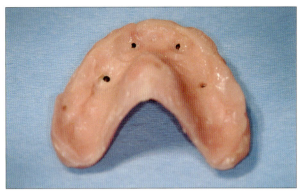

图 41b　临时覆盖义齿的组织面观

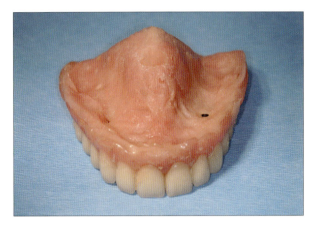

图 41c　临时覆盖义齿的正面观

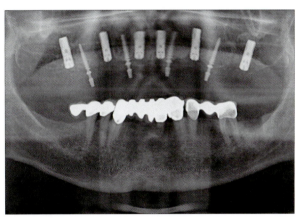

图 41d　牙齿拔除后 3 个月拍摄曲面体层放射线片。此时，行骨增量手术并植入最终的种植体。在设计并钻孔的模板引导下，临时种植体已经植入在最终种植体之间

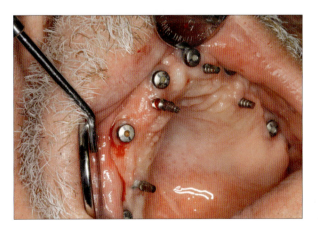

图 41e　二期暴露种植体时取出临时种植体。骨增量后可注意到最终种植体的位置更位于颊侧，同时指示有效的颊侧水平骨移植

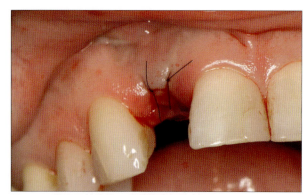

图 42a   单颗牙缺失植入种植体之后

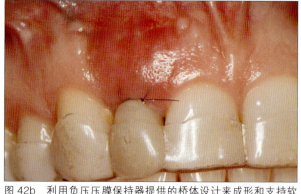

图 42b   利用负压压膜保持器提供的桥体设计来成形和支持软组织。这种结构的优点是可以在术后的前 2 周取下来暴露创口

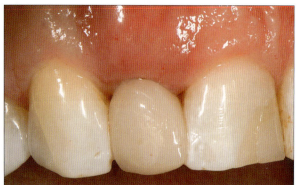

图 42c   创口愈合之后，可摘桥体被粘固于邻牙的固定桥体取代。这种桥体可以支持牙龈乳头

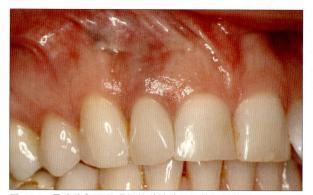

图 42d   最终修复可见理想的种植体周围软组织外形

5 骨增量位点的种植手术和治疗效果

H. Terheyden, L. Cordaro

5.1　骨增量位点的种植体植入

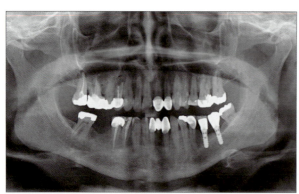

图 1a　46 位点显示 3/4 骨缺损（水平向和垂直向骨缺损）

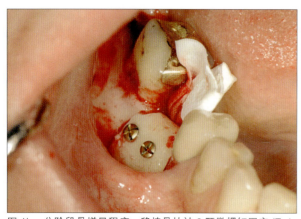

图 1b　分阶段骨增量程序。移植骨块被 2 颗微螺钉固定 (Twin Box 1.5 mm; Synthes, Tuttlingen, Germany) 并放置一块可吸收性胶原膜 (Bio-Gide; Geistlich, Wolhusen, Switzerland)。在骨膜下充填自体骨颗粒

5.1.1　块状自体骨的愈合时间和引导骨再生重建

在分阶段骨增量程序中，骨重建后多久可以种植是一个重要的考量。这个间隔应该足够长以便于骨移植物和受体位点结合并使活性骨形成重建的牙槽嵴。骨移植材料的愈合需要一定的时间，但具体的愈合期会根据移植材料本身的性质、骨移植技术及骨膜的类型（如果需要用）而有所不同。许多作者通过各种方法得出结论，骨重建和种植手术应间隔 3~12 个月 (Jensen and Terheyden，2009)。

通常块状自体骨移植 4~6 个月后就会出现明显的表面骨吸收。此后进行二期手术时，翻瓣可见因骨吸收导致螺钉顶部突出于骨表面。愈合期少于 4 个月也不明智，因为这将导致种植体植入时植骨块从下方的骨面脱落。骨密度和骨移植材料成熟度的局部差异导致种植手术具有一定的技术难度（图 1a ~ i）。

应用骨替代材料的大面积 GBR 重建通常需要 9~12 个月的愈合期 (Jensen and Terheyden，2009)。基于临床角度的观点是，GBR 技术可以避免供区位点手术，但是延长了治疗时间。

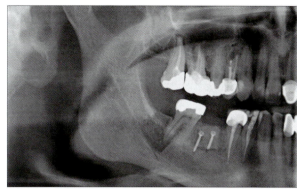

图1c 成功的垂直向和水平向骨增量。供骨造成37位点根尖区和远中区域的骨缺损

图1d 愈合4个月之后重新进入治疗程序。翻开黏骨膜瓣。可见对比图1b，螺钉顶部少量突出于骨面。这是由于骨移植物表面吸收所造成的。当愈合期不足4~6个月时，无法确保骨移植物获得充足的稳定性和骨结合效果，但过长的间隔期又会加重植骨骨量的丧失

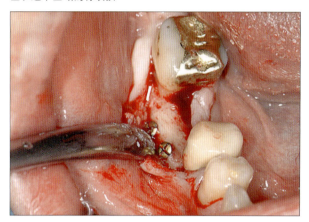

图1e 在植骨区植入种植体在临床操作上是非常困难的，因为移植骨和本身的牙槽骨密度不同。在制备种植窝前需要考虑骨密度的差异，否则会有备洞失败的风险。建议医生使用种植定位辅助器

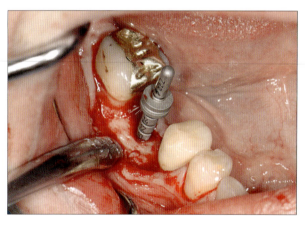

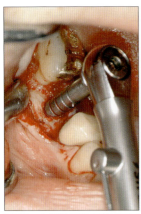

图 1f 在植骨区进行种植手术的另外一个问题是植骨块的密度。在这个病例中需要进行螺纹成形以减小种植体的植入扭矩

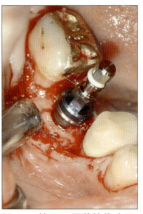

图 1g 植入 1 颗种植体（Standard Plus TL WN，直径 4.8mm；Straumann, Basel, Switzerland）并计划做非潜入式愈合。如果在这种情况下采用非潜入式愈合，植骨块与口腔有菌环境相通，有可能会导致二次植骨感染，除非在植入种植体之前植骨块已经发生充分的骨结合。因此，应考虑使用骨水平种植体并进行潜入式愈合

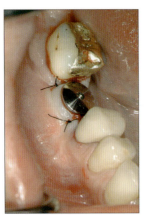

图 1h 修整牙龈边缘使其与愈合基台完全贴合。完全关闭创口。为了获得这种效果，需要做牙槽嵴顶正中切口并且翻瓣完成手术

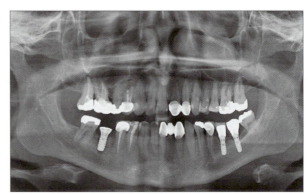

图 1i 种植体植入并取下固定螺钉后拍摄的曲面体层放射线片

5.1.2　二次手术和取出植骨固位材料

作者建议在牙槽嵴骨增量程序中所有用于固定植骨块的金属装置都应在种植手术前移除。尽管这些材料通常是纯钛的,不会引起排异或者其他不良反应,但是这些材料可能会妨碍种植窝的预备,还有可能由于植骨后的骨重建或者种植体周围骨丧失而暴露。取出用于固定植骨块的微螺钉操作简便,可以减小患者的创伤、缩短手术时间。植骨块上的螺钉需在骨增量程序完成 4 个月后,再次翻瓣进行种植手术时取出。但是,由于翻瓣将会导致一定程度的骨吸收,外科医生通常会尽量避免大范围的翻瓣(除非种植手术需要),尤其在美学区域。当螺钉头就在龈下可以看到或者触及的位置时,可以在螺钉头上方做多个微型针刺样切口从而取出微螺钉。

在 GBR 病例中,二次手术的第一步就是取出所有的材料如非可吸收性屏障膜、钛网或者保护骨粉用的钛板和螺钉,因而植骨位点需要广泛地暴露,但是如果使用了可吸收性屏障膜,由于这种膜不需要取出,因此可以在种植手术时用最小的翻瓣完成。

许多技术和硬件元素都适用于牙种植,包括一段式或两段式种植体,非潜入式或潜入式愈合。最新的研究表明在进行了分阶段自体骨增量程序后,植入骨水平(两段式)种植体和软组织水平种植体没有差异(Chiapasco et al, 2012a;Chiapasco et al, 2012b)。

在美学位点,国际口腔种植学会(ITI)给临床医生的建议是,即便在种植体植入前几个月就进行了牙槽嵴重建,最好还是采用潜入式或半潜入式愈合方案。

分阶段的牙槽嵴重建术后,在选择种植体类型时,临床医生应该选择一种经过科学验证和证明、骨吸收率较低的种植体。

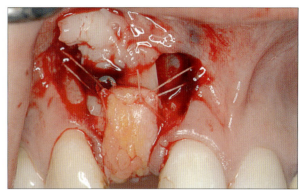

图 2a　颊侧切牙位点种植体脱落后,进行复杂的块状自体骨重建。用 1 颗钛钉 (Center Drive 2.0 mm; Martin, Tuttlingen, Germany) 固定骨块并从腭侧取带有血管的结缔组织瓣覆盖植骨区同期植入种植体

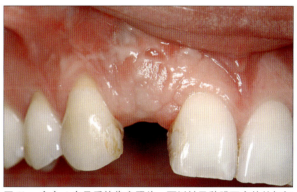

图 2b　愈合 4 个月后的临床照片。可以触及黏膜下方的钛钉钉头并可见其灰色透影

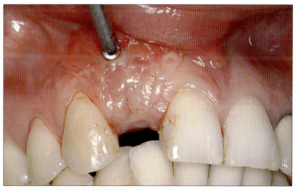

图 2c　翻瓣取出螺钉会引起表面吸收并影响骨增量的效果。作为替代,通过针刺样切口暴露出螺钉顶部以便后续螺丝刀的操作

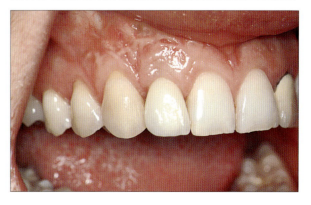

图 2d　美学效果

5.2 种植预后

5.2.1 种植体存留率

2008年第四届国际口腔种植学会（ITI）共识性会议中，Jensen和Terheyden（2009）对于牙列缺损患者局部牙槽嵴缺损的病例进行了系统性评述。结果显示，经过水平向牙槽嵴骨增量延期植入的种植体，负荷12～60个月后，已经证实其平均存留率为100%（范围：96.9%～100%）。同样，经过垂直向骨增量延期种植的种植体平均存留率也为100%（范围：95%～100%）。虽然尚无可靠的数据显示种植体存留率与特定的骨增量材料或方法有关，但是可以得出结论，就种植体存留率而言，增量的骨与未经增量的天然骨没有明显差异。

Chiapasco等（2009）进行了另外一项关于无牙颌大面积骨缺损病例的系统性评述。结果显示，外置法骨移植后植入的种植体平均存留率达87%（下颌95%，上颌82%）。上颌Le Fort I型夹层骨移植后的种植体存留率为88%，如果只统计粗糙表面种植体，存留率可达93%。利用牵张成骨进行垂直向牙槽嵴骨增量后种植体存留率为96.9%。总结4篇关于牙槽嵴骨劈开即刻种植的研究结果显示，种植体存留率为94%。而关于分阶段骨劈开治疗的研究或数据尚未得出。

Aghaloo和Moy（2007）发表了一篇关于牙槽嵴骨增量材料和手术方法的荟萃分析。他们证实经过分阶段的垂直或者水平向引导骨再生后，种植体的平均存留率为95.5%（可靠区间：92%～99%）。关于牙槽嵴骨劈开的两篇报告指出，植入的种植体相对较多时，种植体平均存留率为97.4%。有些报告指出，利用块状自体骨进行外置法骨移植和

Veneer骨移植种植体存留率为90.4%，而位于植骨块之间位点的种植体存留率为83.8%。尽管作者的观点很明确，但是回顾性研究的样本具有高度多样性，并且基线差异较大，既包括局部缺损也包括无牙颌。因此应该谨慎地解释这些评述的结果。

Esposito等（2010）发表了一篇Cochrane评述，就不同的骨增量技术和材料进行了对照研究。将垂直向骨增量与短种植体的病例进行比较，种植体失败率的比值为5.74（CI：0.92～35.82），但这个调查结果是基于两个研究得出的。

5.2.2 利用各种材料和技术进行骨增量的治疗效果

在Jensen和Terheyden（2009）的系统性评述中，得出分阶段水平向骨增量程序可以获得平均3.6 mm的骨宽度，其中11.1%的病例需要在种植手术时二次骨移植。使用非可吸收性屏障膜时，骨宽度平均增加2.9 mm，19.8的病例需要二次骨移植。而相同情况下使用可吸收性屏障膜时，骨宽度平均增加4.2 mm，需要二次骨移植的病例只占4.1%。当不使用屏障膜时，骨宽度平均增加4.5 mm，有13.9%的病例需要二次骨移植。保存间隙的块状自体骨进行水平向骨移植可以使骨宽度平均增加4.4 mm，2.8%的病例需要二次骨移植。如果不使用块状自体骨，骨宽度平均增加2.6 mm，24.4%的病例需要二次骨移植。垂直向骨增量程序平均获得的牙槽嵴高度为4.8 mm，需要在种植时二次骨移植的病例占26.4%。使用与不使用屏障膜时，骨高度的平均增量分别为3.5 mm和4.2 mm，二次骨移植率分别为32.8%和20%。应用块状自

体骨和颗粒状骨移植材料进行垂直向骨增量分阶段治疗时，骨高度的平均增量分别为 3.7 mm 和 3.6 mm，二次骨移植率分别为 16.9% 和 32.6%。

Esposito 等 (2010) 在 Cochrane 评述中已经证实应用三种方法所做的水平向骨增量技术没有明显差异。用八种不同的方法进行垂直向骨增量，绝大部分试验结果也未见明显差异。其中 3 组使用牵张成骨法，相比较于自体骨内置法骨移植，其垂直骨量改善效果更加明显（平均差：3.25 mm；95%CI：1.66~4.84），在萎缩的下颌后部进行引导骨再生，使用骨代用品较之自体骨可以获得更佳的骨移植效果（平均差：0.60 mm；95%CI：0.21~0.99）。患者更倾向于使用骨代用品而不愿做髂骨移植 (OR=0.03；95%CI：0.00~0.64；*P*=0.02)。

5.2.3 利用各种材料和技术进行骨增量的并发症

在 Jensen 和 Terheyden (2009) 的系统性评述中阐述了水平向骨增量阶段性治疗程序中，并发症的发生率为 12.2%。使用非可吸收性屏障膜相比可吸收性屏障膜而言，并发症的发生率分别为 23.6% 和 18.9%；在不使用屏障膜的病例中，发生率为

9.4%。块状自体骨移植并发症发生率为 3.8%；而非块状自体骨移植的病例并发症发生率为 39.6%。垂直向骨增量的病例有 18.8% 会出现骨移植物过早的暴露。使用屏障膜的病例出现并发症的概率为 23.2%，而不使用屏障膜为 25.3%，另外，垂直骨增量阶段治疗程序中使用块状自体骨移植或颗粒状骨移植物，其并发症的发生率分别为 29.8% 和 21.0%。

Chiapasco 等 (2009) 发表了一篇关于在大面积骨缺损的无牙颌病例中进行骨增量的系统性评述，计算得出外置法骨移植的并发症发生率为 4.7%，并且指出髂骨移植 5 年以上出现骨吸收的发生率高达 12%~60%。这篇评述说明，牵张成骨出现并发症的发生率为 27%，Le Fort I 型夹层骨移植的并发症发生率为 3.1%。髂骨移植病例中 2% 的病例在髂嵴取骨后出现长时间疼痛和行走受限。相比较而言，颅骨取骨后疼痛的发生率为 0。

Esposito 等 (2010) 在 Cochrane 评述中指出，垂直向骨增量对比短种植体的并发症发生率比值为 4.97(95%CI：1.1~22.4)，但这个调查结果是基于两项研究得出的。

6 临床病例报告

6.1 利用块状自体骨移植和引导骨再生进行上颌前部水平向骨增量

D. Buser, U. Belser

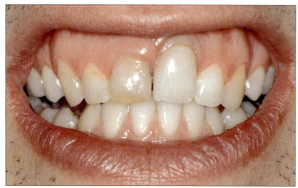

图1 初诊时口内像。高位笑线和上颌左侧中切牙牙龈退缩

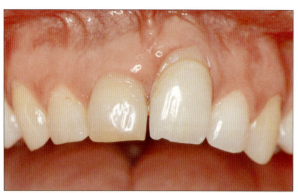

图2 上颌左侧中切牙特写，根尖脱位、粘连。可见明显的牙龈退缩。上颌右侧中切牙无牙髓活力，牙齿变色，需要牙齿漂白治疗或贴面

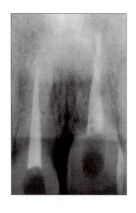

图3 根尖放射线片示2颗牙（上颌右侧中切牙和上颌左侧中切牙）都经过根管治疗，未见根尖病变。上颌左侧中切牙牙根有明显的根尖粘连和外吸收迹象

一名27岁男性患者，来到瑞士伯尔尼大学口腔外科，要求上颌前部种植治疗。患者身体状况良好，无吸烟史。青春期时因牙外伤导致上颌左侧中切牙根尖脱位和粘连。术前检查包括美学风险评估（Martin et al，2006），患者属于高美学风险，最重要的是，患者为高位笑线并且上颌前牙龈缘不协调（图1）。上颌左侧中切牙有明显的牙龈退缩（图2）。上颌右侧中切牙因之前的根管治疗牙冠变色，需要漂白或者遮色治疗。根尖放射线片可见上颌左侧中切牙根尖粘连并有典型的较严重外吸收影像，2颗上颌中切牙都曾接受过根管治疗。未见任何根尖病变（图3）。

经过与患者讨论病情，制订如下治疗计划：

- 小范围翻瓣拔除粘连的中切牙，初期关闭创口以改善软组织缺损的状态
- 上颌右侧中切牙试行死髓牙漂白术
- 上颌左侧中切牙通过块状自体骨移植和引导骨再生进行水平骨增量
- 牙槽嵴骨增量6个月后，在上颌左侧中切牙位点行种植手术
- 上颌左侧中切牙行种植体支持式单冠修复，上颌右侧中切牙做瓷贴面修复（在牙齿漂白有效的前提下）

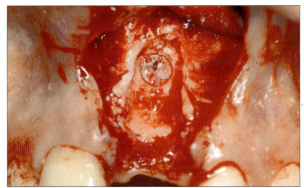

图 4 拔除上颌左侧中切牙后口内像，腭侧呈现严重的骨缺损

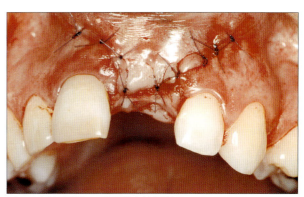

图 5 在骨膜做切口后无张力关闭创口

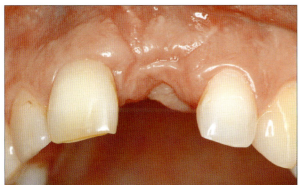

图 6 软组织顺利愈合，未来准备种植的上颌左侧中切牙位点角化龈充足

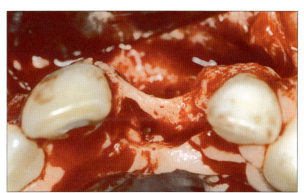

图 7 二次手术殆面观可见上颌左侧中切牙位点牙槽骨缺损，骨宽度仅 3mm

正如术前所预期，上颌左侧中切牙由于根尖粘连拔除十分困难。避开龈乳头做垂直切口翻较小的梯形瓣，无法松动上颌左侧中切牙牙根，因此必须纵向劈开牙根，取出碎片。最终，使用金刚砂球钻清除所有粘连的剩余牙根。

牙槽嵴腭侧可见骨缺损（图 4）。翻瓣后可见大量骨缺损，需要二次手术进行水平向骨增量，以便于在第三次手术时可以将种植体植入在正确的位置。拔除患牙时，在骨膜上做切口，无张力的初期关闭创口，避免垂直向的软组织缺损（图 5）。术后几周可见软组织愈合良好（图 6）。

大约 2 个月之后，局部麻醉下行第二次手术，并在术前让患者服用止痛药。在两侧邻牙位置做垂直松弛切口，翻梯形黏骨膜瓣，暴露上颌左侧中切牙（该患者就诊时是 2001 年，当时这是我们团队单颗牙手术时使用的标准翻瓣技术）。

正如我们预期，上颌左侧中切牙唇侧有严重的骨缺损。剩余骨宽度过窄，仅有 3 mm（图 7），无法通过引导骨再生进行轮廓扩增同期进行种植手术。水平骨增量还是按照最初的设计采用块状自体骨移植分阶段治疗的方法。

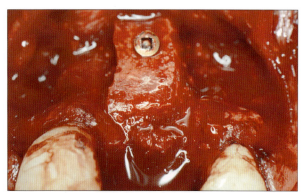

图 8   在颏部取皮质松质骨块进行牙槽嵴骨增量，用 1 颗自攻型微螺钉固定块状自体骨以维持稳定性

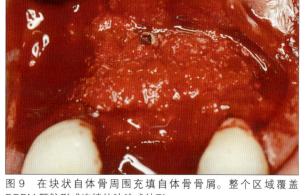

图 9   在块状自体骨周围充填自体骨骨屑。整个区域覆盖 DBBM 颗粒形成连续的波浪式外形

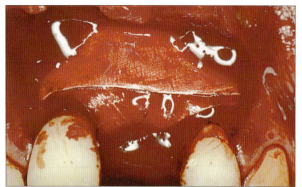

图 10   在植骨材料表面覆盖双层可吸收胶原膜，作为临时屏障以阻止软组织在愈合初期阶段长入

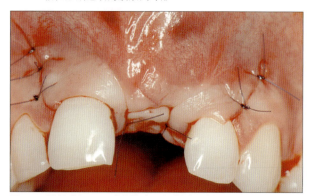

图 11   做骨膜切口，减张缝合，初期关闭创口

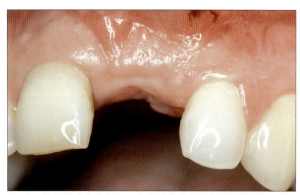

图 12   软组织愈合良好，5 个月后获得理想的临床效果

自颏部取大小为 16 mm × 9 mm × 5 mm 骨块。先用小球钻在受骨区骨皮质表面钻孔以开放骨髓腔，然后将骨块植入种植位点。将骨块的骨松质朝向出血的骨面并用自攻微螺钉固定（图 8）。

骨块两侧的空间全部用小的自体骨碎屑充填。然后在表面覆盖 DBBM（去蛋白牛骨基质），例如 Bio-Oss 骨粉（Geistlich Biomaterials, Wolhusen, Switzerland）预计可以使牙槽嵴宽度达到 8 mm（图 9）。

用可吸收性胶原膜（Bio-Gide®；Geistlich Biomaterials）覆盖植骨材料（图 10）。手术最后用 4-0 或者 5-0 的尼龙线缝合，无张力初期关闭创口（图 11）。术后愈合顺利并获得良好的黏膜形态（图 12）。

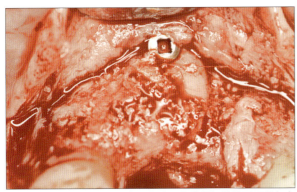

图 13　第三次外科手术术中口内像，从微螺钉的位置可见仅有少量的骨吸收

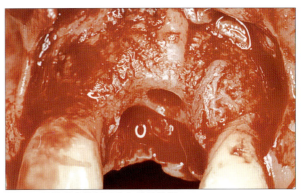

图 14　无法完全恢复垂直向的骨缺损

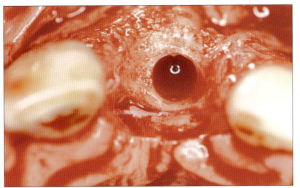

图 15　新形成的牙槽嵴宽度大约 8mm，可以植入 1 颗直径 4mm 的螺纹状钛种植体

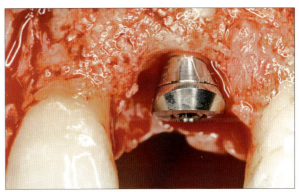

图 16　植入 1 颗标准的软组织水平种植体，肩台位于将来种植体支持式单冠的唇侧龈缘下大约 2mm，安装带有斜面的愈合帽

愈合 6 个月后，在植骨位点进行第三次手术植入种植体。翻瓣可见缺牙区牙槽骨愈合良好，并获得了理想的骨移植效果。移植骨块获得良好的骨结合效果，并且通过固位螺钉钉头的位置可以看出并无骨吸收（图 13，图 14）。

可用骨厚度 8mm，可以植入 1 颗直径 4.1mm 的软组织水平种植体 (Straumann, Basel, Switzerland)（图 15，图 16）。安装带有斜面的愈合帽，初期关闭创口，潜入式愈合（图 17）。

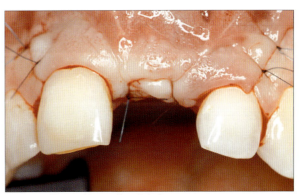

图 17　初期关闭创口，潜入式愈合

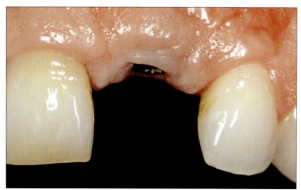

图 18 第 8 周，使用环钻再次暴露种植体

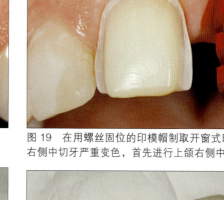

图 19 在用螺丝固位的印模帽制取开窗式印模之前，由于上颌右侧中切牙严重变色，首先进行上颌右侧中切牙瓷贴面预备

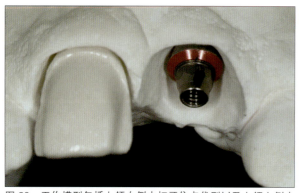

图 20 工作模型包括上颌右侧中切牙位点代型以及上颌左侧中切牙位点种植体替代体，并安装 1 个 synOcta 长基台用以连接螺丝固位的修复体

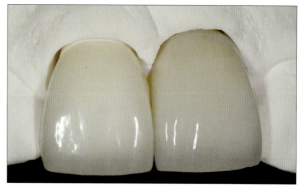

图 21 2 颗修复体制作完成，上颌右侧中切牙瓷贴面以及上颌左侧中切牙种植体支持式单冠

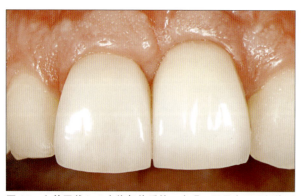

图 22 上前牙戴入 2 个修复体后的口内观，可见患牙及龈缘形态整齐对称

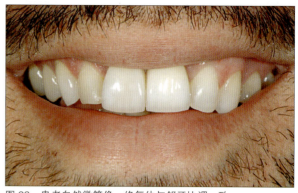

图 23 患者自然微笑像，修复体与邻牙协调一致

　　使用环钻暴露种植体（图 18）。在变色的上颌右侧中切牙进行瓷贴面预备，制取印模（图 19）。

　　上颌右侧中切牙重新进行根管治疗之后，漂白治疗效果不佳。工作模型包括上颌右侧中切牙位点可卸代型和上颌左侧中切牙种植体替代体支持的 synOcta 基台（图 20）。

　　修复治疗包括种植体支持的螺丝固位式金属烤瓷冠以及上颌右侧中切牙瓷贴面（图 21）。美学效果非常理想，上颌左侧中切牙的软组织退缩几乎完全恢复。

　　口内可见整齐对称的软组织美学效果（图 22，图 23）。根尖放射线片可见软组织水平种植体骨结合效果良好（图 24）。

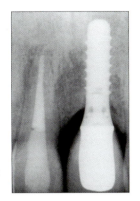

图 24　根尖放射线片显示软组织水平种植体获得良好的骨结合

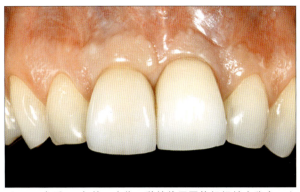

图 25　术后 10 年的口内像，种植体周围软组织健康稳定，上颌右侧中切牙有轻微的软组织退缩

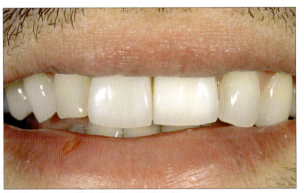

图 26　10 年后整体美学效果非常理想

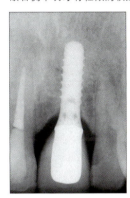

图 27　10 年后根尖放射线片显示牙槽骨稳定性良好

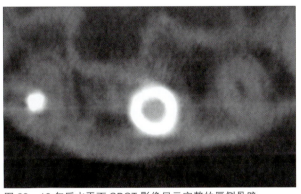

图 28　10 年后水平面 CBCT 影像显示完整的唇侧骨壁

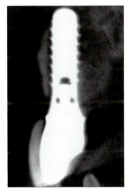

图 29　颌面部 CBCT 显示唇侧骨壁连续完整，厚度 1~1.5mm

　　为患者制订后期维护计划。患者依从性良好，可以进行良好自我维护并能够按时复诊。术后 10 年回访，口内可见健康的黏膜，种植体支持的牙冠稳定性良好。上颌右侧中切牙天然牙贴面边缘处牙龈轻度退缩可见瓷贴面边缘。切缘出现的小台阶证明在种植体负荷 10 年期间，上颌切牙有一定程度的伸长（图 25，图 26）。

　　术后 10 年的根尖放射线片显示种植体周围牙槽骨稳定（图 27）。CBCT 扫描（4 cm × 4 cm）显示种植位点种植体唇侧骨壁完整（厚度约 1.5 mm）（图 28，图 29）。

讨　论

引导骨再生是水平向骨增量的一种可靠方法。这项技术最早出现在 20 世纪 80 年代，在临床前研究阶段已经获得了可预期性效果 (Dahlin et al, 1988；Dahlin et al, 1989；Dahlin et al, 1990)。早在 1988 年 10 月伯尔尼大学（瑞士）首次在种植手术中使用屏障膜；1990 年进行了首例病例报告并第一次发表了临床论文 (Nyman et al, 1990；Buser et al, 1990)。在过去的 25 年中，引导骨再生技术通过外科技术的完善和日益增多的生物材料得到了逐步的改进。

时至今日，无论同期种植还是分阶段治疗，引导骨再生技术已经常规应用于种植位点的骨再生程序中 (Buser, 2009)。同期种植可以减少外科手术的次数以及并发症，同时还可以降低手术费用，因此是首选的治疗方法。即刻种植更适合在种植同期进行引导骨再生，在 ITI 临床治疗指南第三卷中有大量关于这类病例的介绍 (Chen and Buser, 2008)。种植体周围骨缺损尤其是两壁以上骨缺损，种植位点的牙槽嵴宽度达到 6 mm 以上，这种情况下通常需要同期进行引导骨再生 (Buser, 2009)。

当牙槽嵴低平且宽度小于 4 mm 时，需要进行分阶段治疗。正如本节中的病例所示，分阶段治疗包括一期水平向骨增量以及二期种植体植入。

牙种植学中最早的引导骨再生程序使用的是不可吸收性膨体聚四氟乙烯 (ePTFE)，屏障膜 (Gore-Tex® Regenerative Membrane；W.L. Gore & Associates, Flag-staff, AZ, USA)。1989 年块状自体骨移植被引入种植手术用以避免 ePTFE 膜的塌陷 (Buser et al, 1990)。1993 年 Buser 等发表一篇病例报告，使用不锈钢微螺钉固定屏障膜 (Buser et al, 1993)，改良了水平向骨增量外科技术，随后实施了 40 例连续的系列病例研究 (Buser et al, 1996)。之后这项研究证实，块状自体骨移植联合使用生物惰性膜以及初期创口关闭，完全可以获得较高可预期性和良好的骨再生效果。绝大部分小骨块取自颏部或者下颌磨牙后区。这些覆盖在生物惰性膜下方的骨块在愈合期几乎不会发生骨吸收。而且，所使用的种植体长期稳定性

良好，一项前瞻性研究显示 5 年的成功率可以达到 98% 以上 (Buser et al, 2002)。

然而，这项外科技术对临床要求很高，并且如果软组织裂开，发生并发症的风险也相对增高 (Augthun et al, 1995)。20 世纪 90 年代后期，针对这些局限性，人们开始想办法简化外科程序并且降低并发症的风险。一项临床前期研究 (Hürzeler et al, 1998) 证实一种用猪皮制取的可吸收性胶原膜 (Bio-Gide®；Geistlich Biomaterials, Wolhusen, Switzerland) 具有良好的实用性，于是决定用它代替生物不可吸收性 e-PTFE 膜。由于这种胶原膜具有亲水性，不需要微螺钉固定，因而降低了手术的难度。在一个系列病例研究中，在连续 42 名患者的 58 个骨增量位点使用这种新型膜 (von Arx and Buser 2006)，结果显示，软组织裂开的风险大大降低，而且水平向骨增量效果显著（平均增加：4.6 mm）。

本节中的病例就是这项研究的一部分。尽管原始的临床条件有局限性，但是仍然获得了非常好的远期效果。要想解决垂直向的软组织缺损是非常困难的，在本病例中不难发现，这种情况常见于外伤后根尖脱位和粘连的患牙。通过较小范围的翻瓣，分根拔除患牙，做骨膜减张切口，可无张力关闭创口。另一种方法是将牙根截短至龈下 3 mm 并让黏膜过度生长，现在更多时候通过移植角化龈处理根尖脱位和粘连的患牙 (Langer, 1994)。

我们已经知道皮质松质骨块移植具有良好的可预期性，用微螺钉固定块状自体骨可以保持良好的创口稳定性，对于骨再生效果能否成功而言，植骨区的稳定性是非常重要的 (von Arx and Buser, 2009)。同样重要的是，去除部分受骨区表面的骨皮质形成新鲜创面，以便于再血管化并使新骨长入无活性块状自体骨 (Burkhardt, 1986)。这种再血管化对于块状自体骨的长期稳定是至关重要的，被称之为"爬行替代"，它的机制是移植骨中的坏死骨通过哈弗斯系统逐步吸收并被新的活性骨替代 (von Arx et al, 2001)。"爬行替代"仅在受骨床和移植骨周围有充足的营养供给时才能够发生 (Burkhardt and Enneking, 1978)。

这项外科技术明显的缺点是需要获取块状自体骨移植物，而且额外的术区增加了手术创伤，患者术后不适感加重 (von Arx et al, 2005)，治疗费用也相应增加。为了消除这些不利因素，我们可以转而使用同种异体或异种块状骨。我们需要临床研究来论证这些骨代用品是否可以在不久的将来替代自体骨，用于引导骨再生进行水平向骨增量。

致谢

作者要感谢 Michel Magne 先生，CDT，专业技师，感谢他的专业技能和出色的修复体制作。

6.2 颗粒状同种异体骨进行分阶段引导骨再生，单颗牙缺失修复

E. Lewis, F. Lozano

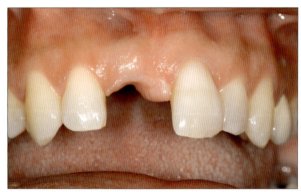

图 1 上颌右侧中切牙缺失正面观

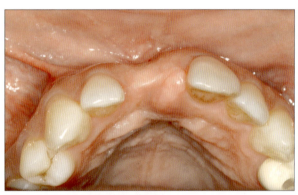

图 2 上颌右侧中切牙缺失殆面观

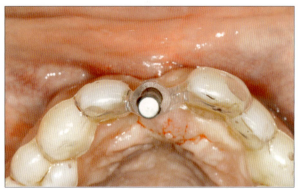

图 3 术前戴入外科模板殆面观，可见上颌右侧中切牙位点明显的水平向骨缺损

牙槽骨分阶段骨增量的适应证为种植位点存在骨缺损，而同期骨移植无法支持种植体。尤其当已经愈合的缺牙位点唇侧牙槽骨呈扁平状。由于在这种条件下无法获得初始稳定性，因此推荐用分阶段引导骨再生技术，用来纠正种植体植入的三维条件。在上颌前牙区，分阶段引导骨再生不仅用于增加骨量，还为了恢复正确稳定的唇侧牙槽嵴轮廓，改善长期美学效果。

本节介绍的就是使用人工骨粉分阶段骨移植，完成单颗牙位点种植的病例。

50 岁男性患者，因上颌右侧中切牙缺失，于2010 年 1 月到口腔种植中心就诊。主诉自1998 年上颌右侧中切牙外伤脱位后佩戴了树脂可摘局部义齿，现希望做种植固定修复。患者的口腔卫生状况保持良好，无吸烟史。由于工作需要，这位患者经常要在公众场合露面，所以他的美学要求很高。

临床检查显示患者笑线高，口腔卫生良好，无牙周病。上颌右侧中切牙缺失，与相邻天然牙之间牙龈乳头完整（图 1），但是水平骨量明显不足（图2，图 3）。患者自述外伤之前中缝大约宽 1 mm。

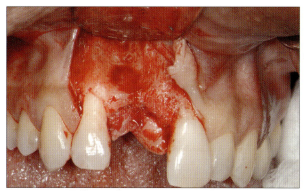

图 4　翻瓣后骨缺损区正面观

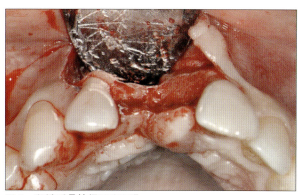

图 5　翻瓣后骨缺损区𬌗面观

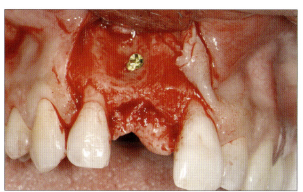

图 6　旋入支帐螺钉后正面观

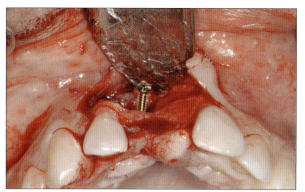

图 7　旋入支帐螺钉后𬌗面观

放射线片检查显示上颌右侧中切牙位点骨高度充足。无病理性改变。

经过讨论手术步骤和骨移植方案，患者选择的治疗计划是，骨移植（使用颗粒状同种异体骨）后植入 1 颗种植体，支持固定修复体，具体包括以下四点：

- 使用颗粒状同种异体骨进行骨增量
- 植骨愈合 6 个月后植入种植体
- 安装种植体支持的临时修复体调整软组织轮廓
- 个性化转移后制作最终修复体

经患者知情同意，手术在门诊、局部麻醉下进行。在缺牙区两侧做切口，龈沟内切口自上颌左侧中切牙唇侧中部穿过缺牙区牙槽嵴顶延伸至上颌右侧侧切牙远中，附加垂直切口。翻全厚瓣，可见上颌右侧中切牙唇侧骨缺损严重（图 4，图 5）。

彻底搔刮骨面上的肉芽组织，用无菌盐水冲洗。松弛骨膜增加黏膜瓣的可移动性。在骨缺损区中部旋入 1 颗纯钛支帐螺钉（长 9 mm，直径 1.5 mm），方向向下成 45° 角，以免妨碍种植体植入（图 6，图 7）。

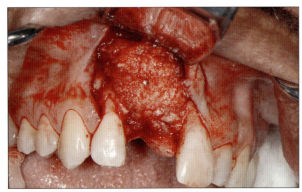

图 8　在支帐螺钉周围填塞 DFDBA，轻度过量成形

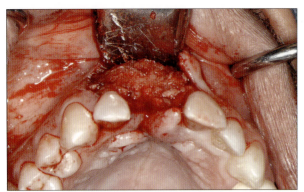

图 9　DFDBA 过量成形殆面观

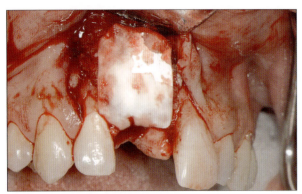

图 10　用可吸收性胶原膜 (Bio-Gide; Geistlich Biomaterials, Wolhusen, Switzerland) 覆盖植骨区

首先将一块 1 cm³ 大小的脱矿冻干异体骨块 (DFDBA) (Regenaform®；Exactech, Gainsville, FL，USA) 进行 5 分钟温水浴 (43~49℃)，然后放至植骨位点 (图 8)。

使用刮勺和骨膜分离器将异体骨轻轻地填到支帐螺钉周围，植骨位点轮廓轻微过度成形 (图 9)。

随后将一张大小为 13mm×25 mm 的可吸收性胶原膜 (Bio-Gide；Geistlich Biomaterials, Wolhusen，Switzerland) 修整边缘，覆盖在植骨区唇侧，在腭侧将其压在黏膜瓣下方 (图 10)。

用 4-0 Vicryl™ (Ethicon，San Angelo，TX，USA) 缝线缝合，初期关闭创口（图 11～图13）。

随后戴入可摘局部义齿并调磨使其不压迫植骨位点。告知患者术后注意事项，术后 1 周用药包括抗生素（阿莫西林 500 mg 口服，每日 3 次），止痛药以及 0.12% 氯己定含漱液。1 周后复查未见感染。术后愈合良好。

大约 6 个月后，患者到修复科复诊制取诊断模型，用以制作外科模板。

第二阶段治疗为种植体植入。为了方便佩戴临时可摘局部义齿以及最大限度地恢复软组织，医生选择两段式植入法。首先，在患者口内试戴模板。翻瓣暴露植骨位点，取出钛钉。以修复为导向，通过外科模板进行标准的种植窝预备。按照标准流程预备后，在上颌右侧中切牙位点植入 1 颗骨水平种植体 (Bone Level SLActive，直径 4.1 mm，长 10 mm；Straumann，Basel，Switzerland)。安装封闭螺丝并用 4-0 Vicryl™ 缝线缝合，初期关闭创口。检查可摘局部义齿是否合适，并拍摄根尖放射线片确认种植体的位置（图 14）。与上阶段一样，创口愈合很顺利。

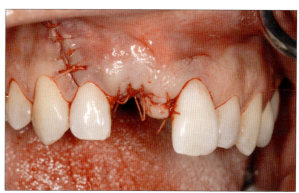

图 11　缝合后正面观

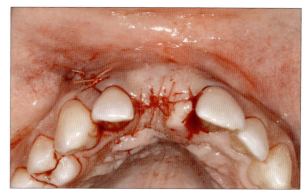

图 12　缝合后𬌗面观

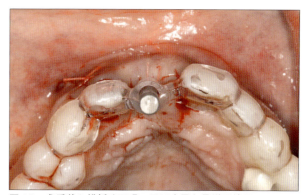

图 13　术后戴入模板𬌗面观，显示水平向骨增量效果

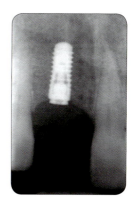

图 14　种植体根尖放射线片

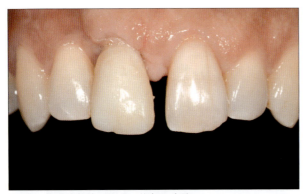

图 15 临时修复体正面观,恢复了中缝

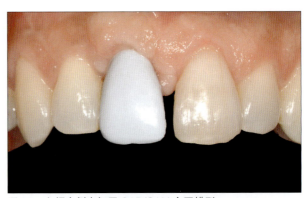

图 16 上颌右侧中切牙 CAD/CAM 全冠蜡型

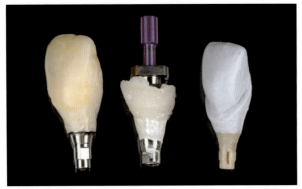

图 17 临时修复体(左),个性化转移杆(中),切削后的蜡型(右)

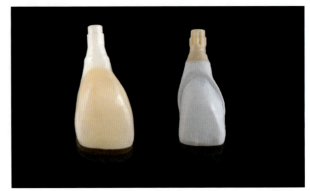

图 18 最终修复体和制作最终修复体所用的 CAD/CAM 蜡型

愈合期过后,患者复诊进行下一阶段手术,在局部麻醉下做半月形切口,将去上皮皮瓣推向唇侧。

不久之后患者来到修复科完成第三和第四阶段治疗。在临时钛基台上安装螺丝固位的临时修复体(图 15)。通过加大软组织支撑恢复轮廓,同时还要避免轮廓恢复过高引起唇侧牙龈退缩。用个性化转移杆将穿龈轮廓的黏膜形态转移到模型上。

为了检查最终印模的精确度,先将用 CAD 蜡制作的全冠蜡型在口内试戴扫描(图 16~ 图 18)。技师最后在氧化锆基台上烤瓷完成一体式修复体。

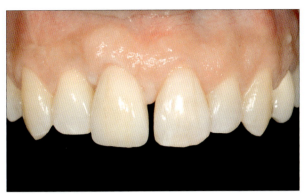

图 19　最终修复体正面观

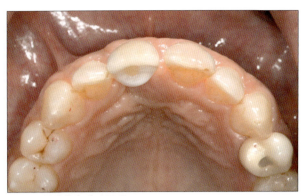

图 20　最终修复体殆面观

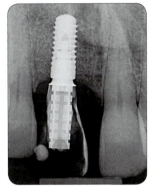

图 21　负荷之后的根尖放射线片

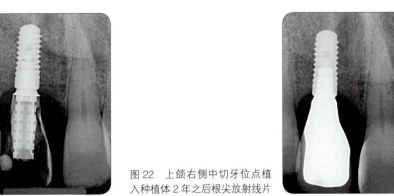

图 22　上颌右侧中切牙位点植入种植体 2 年之后根尖放射线片

调磨后戴入最终的种植体支持式单冠（图 19，图 20）。患者对美学效果非常满意，拥有这颗固定的修复体增强了他的自信心。

此后，患者进入定期复诊和维护阶段，最近的一次是术后 2 年复诊（图 21～图23）。

致谢

技工室全瓷修复体制作程序

M & M Dental Lab–Gainesville，FL，USA

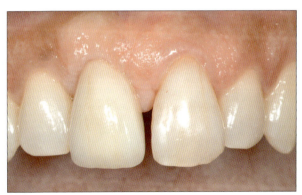

图 23　2 年后随访正面观

6.3 颗粒状自体骨和加强型膨体聚四氟乙烯膜联合应用进行引导骨再生联合垂直向骨增量，美学区单颗牙缺失

P. Casentini

47岁白人女性患者，因上颌左侧尖牙缺失前来就诊。尖牙因埋伏阻生于几个月前拔除。患者主诉为对自己微笑时的外观不满意。要求在这个位点做一个固定且美观的修复体。无磨牙症和牙周病史。无系统性疾病、药物治疗史和吸烟史。

口外检查显示高位笑线，尖牙位点软组织量不足。在尖牙和邻牙之间有较大的黑三角（图1）。

上颌左侧尖牙缺失，临时修复体靠邻牙粘接固位。牙槽嵴轮廓在水平向和垂直向都有缺损。而在相邻的侧切牙和第一前磨牙显示出一定程度的软组织退缩与釉牙骨质界的暴露，邻牙既无松动，也未探测到深牙周袋。咬合关系与颌间距离均正常（图2）。

除此之外，患者剩余牙列完整。咬合关系正常，达到第二磨牙。牙周组织健康，无炎症，探诊无深牙周袋。

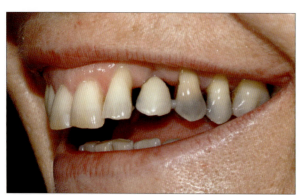

图1 初诊情况，高位笑线暴露了明显的骨缺损

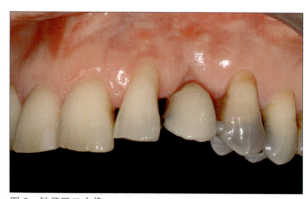

图2 缺牙区口内像

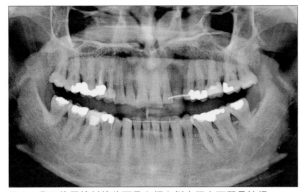

图 3　曲面体层放射线片可见上颌左侧尖牙大面积骨缺损

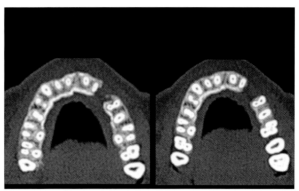

图 4　CT 扫描可见上颌左侧尖牙贯通型骨壁缺损

尽管患者的口腔卫生状况良好，医生仍然建议她改进刷牙方法，避免颊侧牙龈继续退缩。未见黏膜病变。患者的美学效果可预期。

术前曲面体层放射线片显示邻间隙骨高度不足，骨缺损严重（图 3）。口内其他部位未见明显变化。CT 扫描结果证实尖牙位点颊侧和腭侧骨壁几乎完全缺损(图 4)。邻面骨组织仍保持一定高度。

治疗计划

根据临床和放射线检查,医生的治疗计划如下：

* 首先从口内取自体骨进行骨增量（下颌升支）
* 尖牙位点延期种植
* 最终用全瓷冠取代临时修复体（第一前磨牙上有大面积银汞充填物，也要做全瓷冠修复）

告知患者，由于缺失的尖牙邻面骨高度降低，因此软组织轮廓不可能完全恢复。她接受了治疗计划并签署知情同意书。

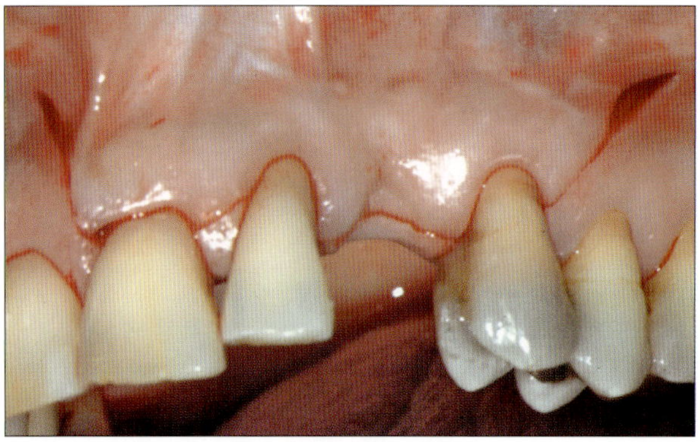

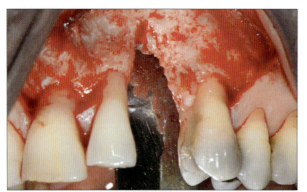

图 5　在邻牙做松弛切口的瓣设计

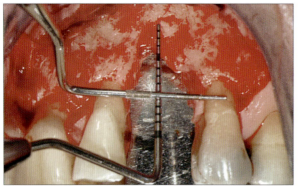

图 6　翻瓣暴露骨缺损区域

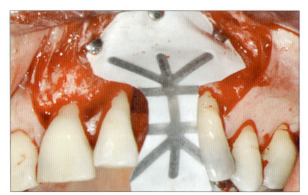

图 7　缺损最高处为 11mm

骨增量

手术在局部麻醉下进行。做第二磨牙龈沟内切口及远中松弛切口暴露下颌支。切开的方式与第三磨牙拔除术相似，不同的是远中切口要再向后延伸一些。翻开黏骨膜瓣，用刮骨刀割取足量的自体骨碎屑。然后用 5-0 单股丝线缝合供骨区黏膜瓣。

在尖牙位点牙槽嵴顶正中做水平切口，再做邻牙龈沟内切口和松弛切口，目的是完全暴露骨缺损区域（图 5）。清创后可以清楚地看到骨缺损的实际范围。颊侧和腭侧骨壁缺损，垂直骨缺损最大处达 11 mm（图 6，图 7）。相邻的侧切牙和第一前磨牙都做根面平整。

使用 Gore-Tex® 钛加强膜（Gore® TR9），修整为适合骨缺损区域的形状，用纯钛膜钉（FRIOS® memberane tacks，Dentsply）临时将钛加强膜固定在颊侧骨板上（图 8），并用钛钉（Straumann® Modus，直径 1.5 mm，长 14 mm）固定增加钛膜在骨缺损区域冠方的稳定性（图 9）。

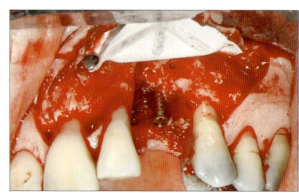

图 8　修整加强型屏障膜至适当的形状并用多颗膜钉加固

图 9　插入 1 颗纯钛螺钉用以支撑中心区域的加强膜

在骨缺损区域充填颗粒状自体骨屑后，盖上钛加强膜并用膜钉加以保护。在腭侧，将膜放入黏膜瓣与骨面之间保持稳定（图10~图13）。注意膜与邻牙保留1.5 mm的距离，以免膜暴露和污染。

在Gore膜上方覆盖双层胶原膜（Bio-Gide®；Geistlich Biomaterials，Wolhusen，Switzerland）。目的是降低初期软组织愈合中可能产生的风险，尤其是创口裂开（图14）。

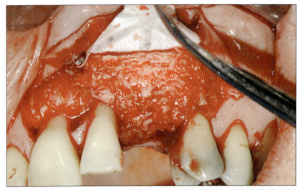

图10　用颗粒状自体骨充填缺损区，恢复理想的牙槽嵴轮廓（侧面观）

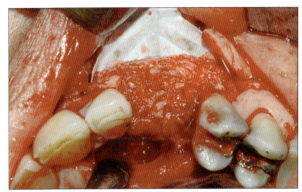

图11　用颗粒状自体骨充填缺损区，恢复理想的牙槽嵴轮廓（殆面观）

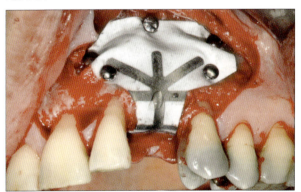

图12　用膜钉固定Gore膜（侧面观）

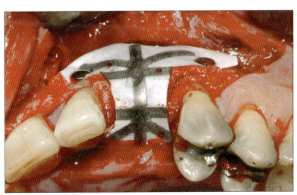

图13　用膜钉固定Gore膜（殆面观）

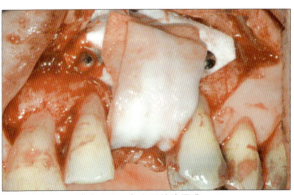

图14　在Gore膜（ePTFE）上覆盖胶原膜

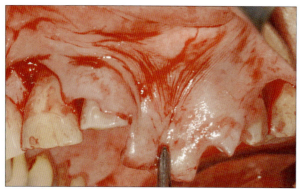

图 15　缝合之前松弛黏骨膜瓣

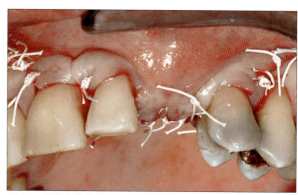

图 16　无张力缝合

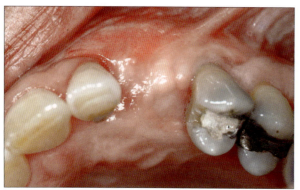

图 17　9 个月后愈合情况，种植手术开始前口内像

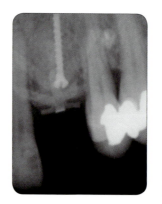

图 18　放射线片显示植骨区骨密度良好

在骨膜做松弛切口，无张力地关闭黏骨膜瓣（图 15）。最后用单股 5-0 Gore® 缝线褥式缝合植骨区黏膜瓣（图 16）。

术前 1 天至术后 6 天服用抗生素。使用 3 周的非甾体抗炎药和氯己定含漱液。告知患者避免术区受到任何压迫。

术后 15 天拆线，患者自述除了肿胀没有其他症状。

拆线后为患者佩戴临时粘接修复体，避免修复体与术区接触。

种植手术

顺利愈合 9 个月后行种植外科手术（图 17）。手术入路与之前相同。术前放射线片显示植骨区骨密度良好（图 18）。

取出加强型膜和螺钉后可见骨再生效果理想（图 19~图21）。常规预备种植窝，植入 1 颗骨水平种植体（Bone Level SLActive®，直径 4.1 mm，长度 12 mm；Straumann，Basel，Switzerland），种植体周围骨量充足（图 22，图 23）。

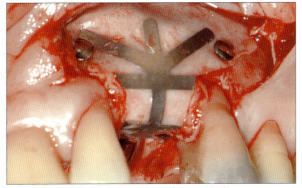

图 19 加强型膜形态良好，再生骨体积得以保存

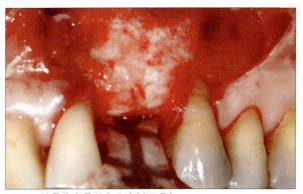

图 20 植骨位点骨量充足（侧面观）

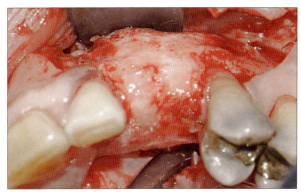

图 21 植骨位点骨量充足（殆面观）

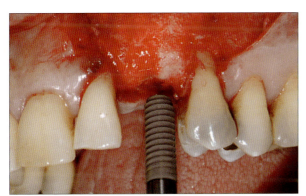

图 22 种植体植入

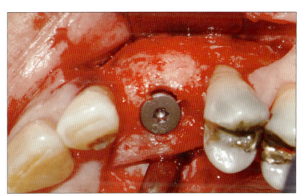

图 23 种植体周围骨量充足

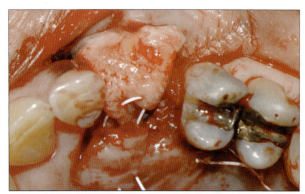

图 24　移植上皮结缔组织瓣用以改善软组织条件

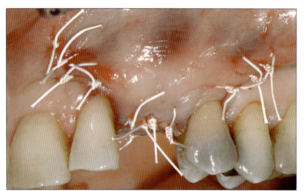

图 25　对位缝合

考虑到修复步骤复杂费时，选择具有高度骨引导性和快速骨结合功能的 SLActive® 表面处理的种植体，用以加速骨结合。骨密度充足，种植体初始稳定性良好。

在种植位点，通过上皮结缔组织移植增加黏膜厚度改善了软组织条件（图 24）。使用 5-0 聚四氟乙烯线缝合，初期创口关闭（图 25）。

二期手术

经过 2 个月愈合之后进行二期手术。避开龈乳头做较小的翻瓣，使其包绕愈合基台，用 6-0 可吸收线缝合 (Viycryl™；Ethicon, Johnson & Johnson Medical, New Brunswick, NJ, USA)（图 26，图 27）。

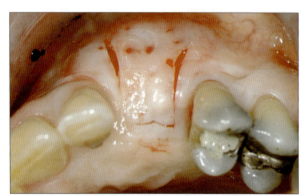

图 26　做一个小翻瓣暴露种植位点并安装愈合基台

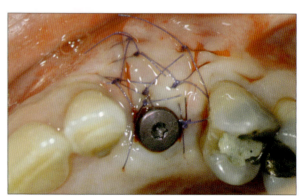

图 27　使软组织包绕愈合基台并用 6-0 缝线缝合

修复程序

拆线 1 周后进入修复阶段，首先为了软组织塑形，安装 1 颗螺丝固位的临时修复体。

3 个月后，制取新的印模并制作最终的氧化锆全冠。种植体支持的牙冠粘接固位于 Straumann 钛基台上，基台与种植体连接处加力到扭矩 35 N·cm。种植牙冠粘接使用的是一种不含丁香酚类、丙烯酸聚氨酯、聚合水门汀类粘接剂 (Implacem®；Dentalica，Milan，Italy) (图 28)。修复 24 位点残冠的牙冠用玻璃离子水门汀永久粘接。根尖放射线片显示最终修复体就位良好 (图 29)。

与原来的情况相比，最终植骨区的外形和患者微笑的美学效果非常好 (图 30，图 31)。正如术前预期，缺牙区邻牙的骨吸收导致邻间隙黑三角无法完全消除。

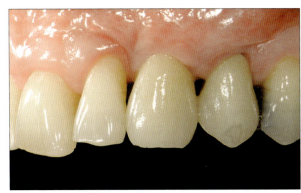

图 28　最终修复体戴入之后

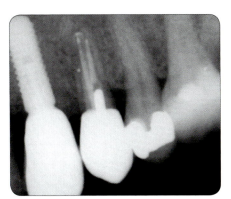

图 29　最终的放射线检查

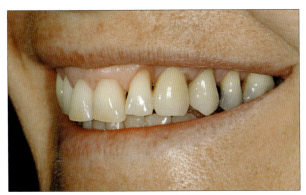

图 30　口外观，患者的微笑像得以改善

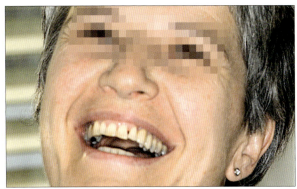

图 31　患者微笑时的肖像

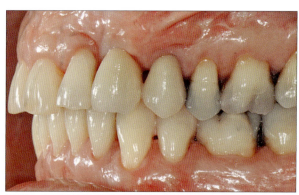

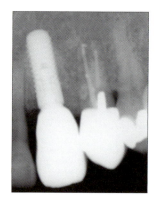

图33　1年后根尖放射线片

图32　1年后复诊时可见种植体周围软组织和硬组织稳定

　　患者每隔6个月定期复诊并做专业的口腔维护，每年拍一次放射线片。

　　1年后复诊，种植体周围软组织未见明显的感染和骨吸收（图32，图33）。患者对修复体的功能和美学效果都十分满意。

致谢

修复程序

Dr. Martin Tschurtschenthaler–Bruneck, Italy

技工室程序

Anton Maierunteregger–Bruneck, Italy

6.4 块状自体骨联合引导骨再生进行下颌后部水平向骨增量

D. Buser, B. Schmid

18 岁男性患者，到口腔外科（伯尔尼大学，瑞士）就诊要求下颌后牙种植治疗。身体健康，无吸烟史。35 位点先天缺失，缺牙区近远中间隙充足，但是颊舌向宽度不足。曲面体层放射线片显示下颌管以上垂直向骨高度充足，缺牙区骨结构正常（图 1）。

与患者讨论病情后，同意治疗计划如下：

• 利用块状自体骨联合引导骨再生进行 35 位点水平向骨增量
• 5 个月之后，在植骨位点植入种植体
• 种植体支持式单冠修复

翻开黏骨膜瓣可见牙槽嵴顶厚度小于 3 mm。这意味着无法将种植体植入正确的位置并同期行引导骨再生（图 2）。

因此，采取颏部取骨进行水平向骨增量。将皮质松质骨块放置到颊侧骨壁表面并用自攻微螺钉固定（图 3），这样可以将牙槽嵴宽度增加至 8 mm 左右。

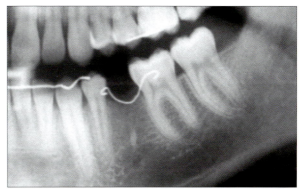

图 1 曲面体层放射线片显示下颌后部单颗牙缺牙位点。近远中间隙以及下颌管以上垂直向骨高度充足，可以植入 1 颗种植体

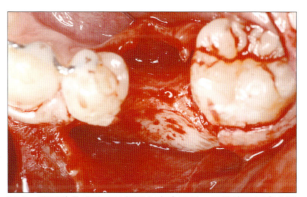

图 2 翻开黏骨膜瓣可见颊舌向宽度不足，牙槽嵴顶厚度小于 3mm。无法将种植体植入正确的位置

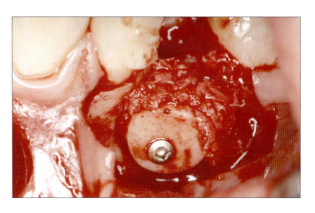

图 3 螺钉固定移植骨块，行水平向骨增量。将去蛋白牛骨基质（DBBM）颗粒和颗粒状自体骨的混合物充填在骨块周围

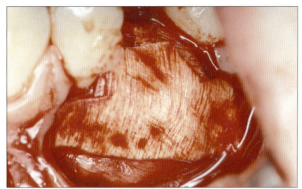

图 4　使用可吸收性胶原膜覆盖骨移植材料，在创口愈合期间建立临时屏障

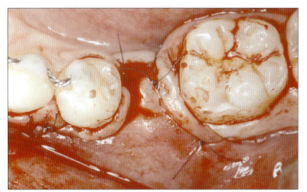

图 5　无张力关闭创口。牙槽嵴顶切口便于手术操作

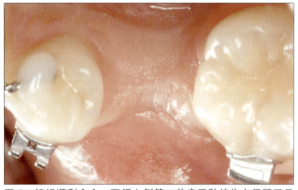

图 6　组织顺利愈合。下颌左侧第二前磨牙种植位点保留了足够宽的角化龈，第二次手术时需要略偏舌侧做切口

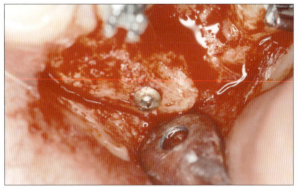

图 7　二次手术时的颊侧观。骨块成活良好，且无明显吸收

将从局部获取的颗粒状自体骨与去蛋白牛骨基质（DBBM）颗粒 Bio-Oss®（Geistlich Bioma-terials, Wolhusen, Switzerland）混合填入块状自体骨周围的缝隙内（图 4）。根据引导骨再生的基本概念，用可吸收性胶原膜（Bio-Gide®; Geistlich Bio-materials）覆盖骨移植材料。

无张力的初期创口关闭，第一阶段手术完成。值得注意的是，该手术程序应用了牙槽嵴顶正中切口（图 5）。术后愈合良好（图 6）。

愈合 5 个月后进行第二阶段治疗。翻开黏骨膜瓣，可见块状自体骨获得理想的骨结合，从微螺钉钉头的位置就可以看出，没有发生明显的骨吸收（图 7）。

植骨后的牙槽嵴厚度达到了 8 mm，可以选择直径为 4.8 mm 的宽径种植体。种植窝预备后，颊侧骨壁大约厚 2 mm（图 8）。植入 1 颗长 10 mm 的软组织水平种植体（Straumann, Basel, Switzerland），初始稳定性良好。

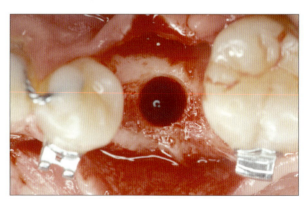

图 8　按照粗种植体直径预备种植窝后，颊侧剩余骨板厚约为 2mm

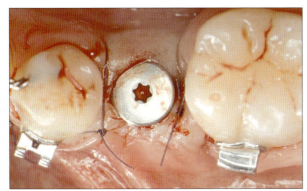

图 9 关闭手术创口，非潜入式愈合

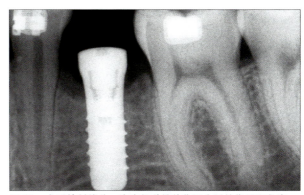

图 10 术后放射线片。宽直径种植体位于合适的位置和角度

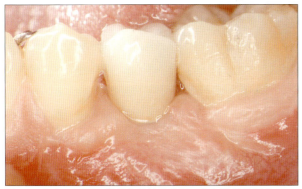

图 11 愈合 8 周后，种植体骨结合良好，修复体粘接固位

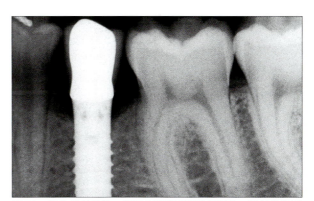

图 12 根尖放射线片。种植体获得理想的骨结合，种植体和冠就位良好

安装 2 mm 高的愈合帽，修整创口边缘，非潜入式愈合。间断缝合 2 针，保护软组织（图 9）。术后放射线片检查种植体的位置和角度（图 10）。

顺利愈合 8 周后，制作种植体支持式单冠，粘接固位（图 11，图 12）。

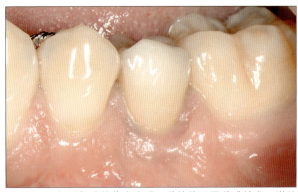

图13　10年后复诊的临床表现。种植体周围黏膜健康，附着龈宽度理想

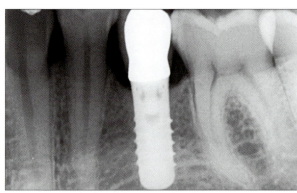

图14　10年后复诊的放射线片。种植体近远中牙槽嵴高度非常稳定

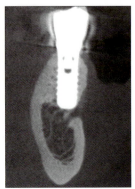

图15　10年复诊时的颊舌向CBCT影像。种植体骨结合良好，且种植体颊侧骨板完整

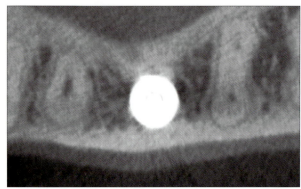

图16　10年复诊时的CBCT水平向影像。显示水平向骨增量长期稳定的效果

安排患者定期维护。10年后复查，口腔状况健康，角化龈良好（图13）。根尖放射线片显示种植体周围牙槽骨稳定（图14），CBCT扫描（4 cm×4 cm）证实种植位点颊侧骨板（厚约1.5 mm）完整（图15，图16）。

讨论

在这个患者的治疗中使用可吸收性胶原膜，覆盖植骨块用以进行水平向牙槽嵴骨增量。经过临床前研究（Hürzeler et al，1998）获得了可预期的效果之后，自2000年左右，我们团队开始使用这种生物膜，代替生物惰性不可吸收性膜，即膨体聚四氟乙烯膜（ePTFE）（Gore-Tex® Regenerative Membrane；W.L. Gore & Associates，Flagstaff，

AZ，USA）。

尽管ePTFE膜在水平向骨增量程序中也具有良好的骨再生效果（Buser等，1996），但是使用这种膜需要比较复杂的外科技术（尤其在下颌）。此外，使用这种膜需要在颊侧做斜行双层切口，用以避免术后软组织裂开（Buser et al，1995）。

采用牙槽嵴顶正中切口以及胶原膜的使用明显简化了外科程序。一项包括42名患者的前瞻性病例研究证实，与使用ePTFE膜覆盖植骨块取得的效果相比，使用胶原膜不仅可以获得同样良好的骨结合效果，同时还可以降低手术难度（von Arx and Buser，2006；von Arx and Buser，2009）。

如今，在这样的病例中我们还可以考虑选择一种钛锆合金的窄直径种植体 (Roxolid®；Straumann，Basel，Switzerland)。这种强度更高的新型材料可以降低种植体折断的风险 (Kobayashi et al，1995)。窄直径种植体是一个不错的选择，尤其对于处于边界状解剖条件的下颌前磨牙位点 (Braut 等，2012)。而且这种种植体还可以在引导骨再生同期植入，从而简化外科流程 (Buser 2009)。Roxolid® 的窄直径种植体经过短时间的临床经验证实可以获得良好的效果 (Al-Nawas et al，2012；Barter et al，2012；Chiapasco et al，2012)。因此，虽然还应谨慎使用，但是今后在这类病例中可以考虑使用这种类型种植体。

6.5　上颌前部髂骨块状骨移植及双侧上颌窦底提升，上颌牙列缺失

W. D. Polido, P. E. Pittas do Canto

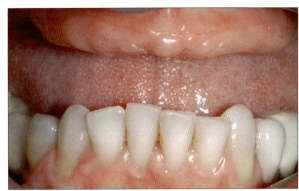

图 1　初诊时口内像，上颌牙列缺失

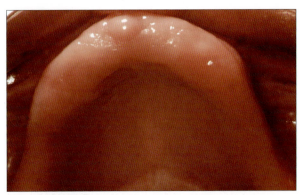

图 2　初诊𬌗面观

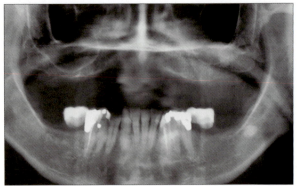

图 3　初诊曲面体层放射线片

　　56 岁女性患者，上颌牙列缺失，自 30 岁起佩戴可摘全口义齿。患者主诉为上颌义齿固位差，要求做更好的修复体，提高固位力、功能性和美学效果。

　　初诊检查，上颌前牙区牙槽骨在水平向和垂直向均萎缩，后牙区垂直向骨缺损（图 1，图 2）。下颌右侧第二前牙至左侧第二前磨牙为天然牙，曾因下前牙前突接受正畸治疗。此外，在下颌双侧第一磨牙位点植入了 2 颗外六角形结构的种植体。下颌天然牙和种植牙状况良好，患者无不适。

　　患者提供了下颌种植体植入和正畸治疗前的曲面体层放射线片（图 3）。

CT 显示上颌前牙区骨厚度不足，后牙区骨高度不足（图 4a ~ d）。

治疗方案

医生为患者提供了三种治疗方案：

- 在上颌前牙区植入 4 颗种植体，包括 2 颗细长的软组织水平种植体（Tissue Level，RN，直径 3.3mm，长度 10mm；Straumann，Basel，Switzerland），有可能需要同期进行引导骨再生，在上颌后牙区植入 2 颗短粗的种植体（Tissue Level，RN，直径 4.1mm，长度 8mm，Straumann），同期行穿牙槽嵴上颌窦底提升术，覆盖义齿修复。但是，右侧后牙区骨高度严重受限，有可能需行侧壁开窗上颌窦底提升术或倾斜植入种植体。

- 自下颌支取块状骨植入上颌前牙区，上颌后牙区植入颗粒状自体骨和骨代用品。愈合 6 个月后，有可能植入 6 颗种植体行上颌固定义齿修复，并制作粉红色义龈用来修复牙槽嵴的缺损，增加唇部丰满度和美学效果。在当时（2004），将自体的下颌支骨块和骨代用品混合使用是一项创新的想法。带有大面积义龈的上颌全口义齿会增加口腔卫生维护的难度（特别是老年患者），夹板式的一体固定桥比分段的固定桥更难维护。

- 在髂骨取块状骨植入上颌前牙区，行侧壁开窗上颌窦底提升术，获得理想的三维骨量。4~5 个月后植入 8 颗种植体，用以支持 4 个三单位固定义齿。

经过讨论所有治疗方法的风险和优点，患者倾向于髂骨移植。考虑到患者全身状况良好、年轻，而且想要获得最好的修复效果，因此她选择这个方案并抱有很高期望值（由她接受下颌正畸治疗也可反映出高期望值）。

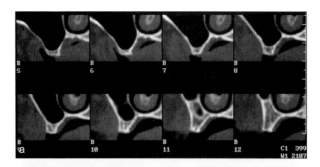
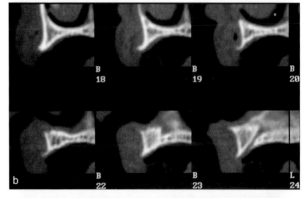
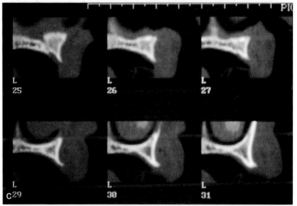
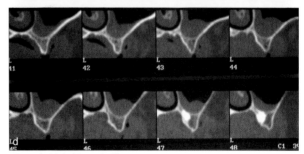

图 4　初诊上颌 CT 扫描

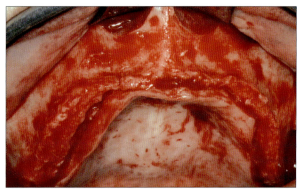

图 5 上颌牙列缺失术中照片

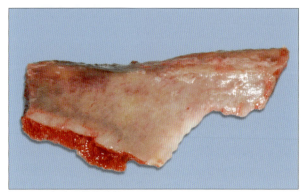

图 6 取自髂嵴的块状骨

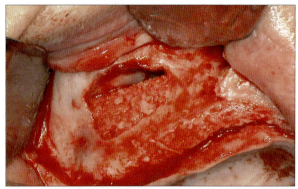

图 7 右侧行侧壁开窗上颌窦底提升术，植骨

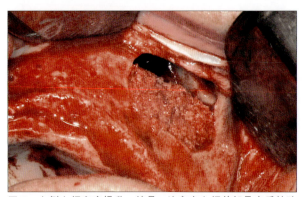

图 8 左侧上颌窦底提升，植骨。注意在上颌前部骨皮质钻孔行侧壁开窗

取骨和植骨

2004 年 11 月，经过全面的医学检查，患者在全身麻醉下接受了外科手术。手术由骨科和颌面外科医生共同完成，从患者左侧髂嵴取骨。小心地从靠中间的位置取一块皮质松质骨块，保留髂嵴顶部。

在上颌牙槽嵴顶做黏骨膜切口，左右两侧达上颌结节。在双侧后牙区做松弛切口。现在我们更倾向于在中线处做松弛切口，保持后部完整 (Kleinheinz et al，2005)。

仔细地彻底翻开黏骨膜瓣暴露上颌前壁。黏骨膜瓣要尽量向上翻直到暴露出眶下孔，向后要暴露上颌结节。广泛地翻瓣有利于后期拉拢缝合，尽量减少骨膜松弛切口，以维持植骨区血供，并获得创口被动关闭（图 5）。

使用金刚砂球钻在上颌窦侧壁开窗，进行上颌窦底提升术，这一技术是由 Katsuyama and Jensen (2011) 提出的（图 7，图 8）。随后用传统的方法在上颌双侧行上颌窦底提升术。未见并发症发生。

与此同时，颌面外科组的一名医生将骨科医生割取的骨块修整好以便植骨。

取出粗糙的块状自体骨（图 6），马上用卡尺测量上颌前牙区，尽量使骨块适合植骨区域大小。小心地修整骨块，反复检查大小和位置是否合适。注意不要压迫鼻黏膜。

将剩余的皮质松质骨块连同在髂骨搔刮的骨松质一起，用 R. Quétin 骨研磨器研磨 (R. Quétin Dental Produots, Leimen, Germany)，放在需要提升的上颌窦底以及固定好的块状自体骨周围。

用一个较薄、较大的压舌板保护已翻起的上颌窦黏膜，防止骨屑进入上颌窦，使骨屑集中在前部和下方。最重要的是彻底地冷却，这样不仅可以减少骨吸收而且还能提高再生骨的质量。骨松质越多越好。

右侧上颌窦底提升后，将皮质松质骨块放在合适的位置并用螺钉固定（直径 1.6 mm、长度 10 mm 和直径 1.6 mm、长度 12 mm，Osteomed Mincro，Addison，TX，USA）（图 9），从中间开始，然后固定右上后部，最后固定左上后部。

在固定前部的皮质松质骨块之前，用小球钻（size 1/4）在上颌前部骨皮质上钻孔，目的是使受骨区去骨皮质化以及促进血管化。然后在受骨区放置一部分骨松质。骨块骨皮质朝向颊侧和殆方就位后，用拉力螺钉压缩技术（有压力的），将骨块和骨壁挤压在一起，以免留有间隙。在固定骨块之前，适当挤压骨松质可以去除脂肪减小裂隙。我们认为这两个步骤是植骨成功的关键（获得理想的骨结合并且减少骨吸收）。

用镊子夹住骨块放在合适的位置，再用 2 颗直径 1.6 mm、长度 12 mm 的固定螺钉（Osteomed Mincro，Addison，TX，USA）分别钉在 2 个骨块上，然后再使用拉力螺钉压缩技术。1.0 mm 钻针可以用于在植骨块和受骨区打孔，而 1.3 mm 的钻针则只能在植骨块上钻孔。重要的是，螺钉要足够长可以穿透植骨位点而又不会穿破腭侧黏膜。钻孔后，可以用深度尺测量螺纹的深度。

注意要使植骨块与骨面完全贴合，不要有任何缝隙。末端的固定螺钉要穿过上颌窦前壁。完全固定好以后，再固定另外一侧靠近前部的骨块。

所有的植骨块固定好以后，用球形或梨形车针将所有的锐利边缘修整圆钝，再将剩余的骨松质填塞进所有的缝隙内（图 10～图12）。

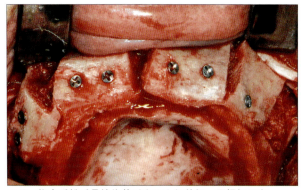

图 9　将皮质松质骨块修整适应于上颌前部，用螺钉固定

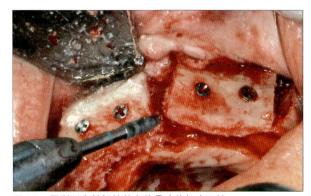

图 10　用梨形车针把块状自体骨边缘打磨圆钝

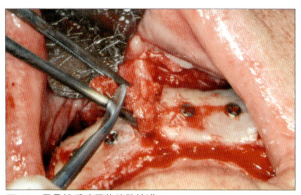

图 11　用骨松质碎屑将缝隙填满

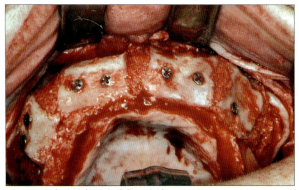

图 12　所有缝隙都用自体骨屑充填

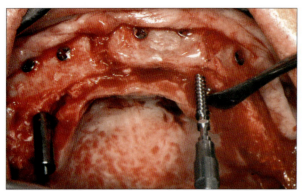

图 13　在牙槽骨尖牙位点基骨上植入即刻临时种植体（IPI）

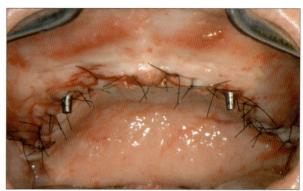

图 14　完全关闭创口。注意即刻临时种植体的位置

临时种植体的植入

固定好所有的块状自体骨后，在剩余牙槽骨尖牙的位置植入 2 颗一段式光滑表面的临时种植体（即刻临时种植体，IPI；直径 2.8 mm，长 13.6 mm；Nobel Biocare，Göteborg，Sweden）（图 13，图 14）。作用是辅助支撑过渡义齿，以免术后压迫骨移植区。由于剩余牙槽嵴逐渐向腭侧退缩，临时种植体应植入在牙槽骨上而不是骨移植物上，这是非常重要的。但是，即刻临时种植体 (IPI) 容易造成感染风险增大，导致 IPI 周围骨吸收以致临时种植体脱落 (Castagna et al, 2013)。

最主要的是要小心地关闭软组织。我们将骨膜尽量向上剥离，直至梨状孔旁边，几乎到眶下孔的位置。进行骨膜下的剥离而不是切开，可以更好地松弛软组织，保持骨膜完整。如果需要的话，可以先在骨膜内侧沿着松弛切口做小的切口，而不需切透黏膜。在没有过度牵拉或切口的情况下完全被动地关闭软组织是非常重要的。我们视其为另外一个关键的外科步骤。

用 4-0 尼龙线缝合软组织瓣，术后 15 天拆线。为了避免软组织压迫，患者同意 7 天后再佩戴可摘局部义齿。

术前及术后用药

按照我们髂骨移植的常规方案，患者要在 48 小时住院期间接受静脉用药。包括抗生素（每 8 小时静脉注射 1g 头孢唑啉）和抗炎药（每 12 小时静脉注射地塞米松 10 mg，和每 6 小时静脉注射曲马多）。出院后，患者要继续服用头孢羟氨，连续 7 天，每 12 小时 500 mg，连续 5 天，每 8 小时服用一种非甾体抗炎药。如果需要的话，还要用强效止痛药。氯己定漱口液含漱 3 周。

过渡义齿治疗和植骨愈合

7～10 天后，将可摘义齿磨掉一部分，并进行软组织重衬。我们建议患者尽量减少佩戴过渡义齿的时间并在睡眠时将其摘下。

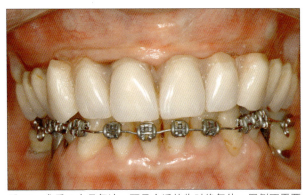

图 15 术后 4 个月复诊，可见合适的临时修复体。唇侧不需要基托

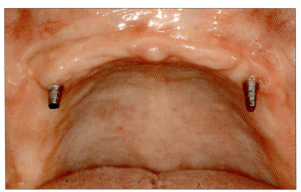

图 16 骨移植术后 4 个月口内𬌗面观。IPI 周围软组织愈合良好

20 天后，软组织完全愈合，拆掉缝线。再次软组织重衬并对其进行修整，避免压迫植骨区域。调整咬合关系，避免咬合力过大（图 15，图 16）。

术后 1 个月，患者开始每周口服一次 70 mg 双膦酸盐，直至种植体负荷（通常在植骨后 4~6 个月）。这种药物可以减少骨吸收，增加骨密度，改善种植区域的骨质。安装修复体使种植体负荷以后，停止服用双膦酸盐。

最近，在文献（Oates，2013）中论述了短期应用低剂量的双膦酸盐被证实可以减少骨吸收，改善骨密度，避免因长期静脉注射大剂量双膦酸盐导致的颌骨坏死。我们自 2002 年开始使用这种给药方法以来，没有出现过并发症，并且我们发现这对于控制长期骨吸收和保持移植骨量都具有很好的效果。

患者每个月复诊一次，调整义齿并检查软组织的愈合情况。如果需要的话，可以使用义齿粘接剂（膏剂或者糊剂）增强义齿在愈合阶段的稳定性。

植骨 5 个月后，顺利愈合，再次进行 CT 扫描检查（图 17，图 18a ~ e），结果显示理想的骨结合和三维骨重建。软组织愈合良好。

我们还通过正畸治疗将𬌗曲线调整低平。

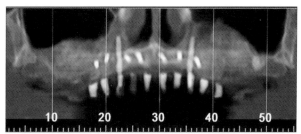

图 17 术后 5 个月 CT 扫描，制作简易的放射线模板，在临时修复体的每个牙位腭侧放入阻射材料（在这个病例中使用牙胶）

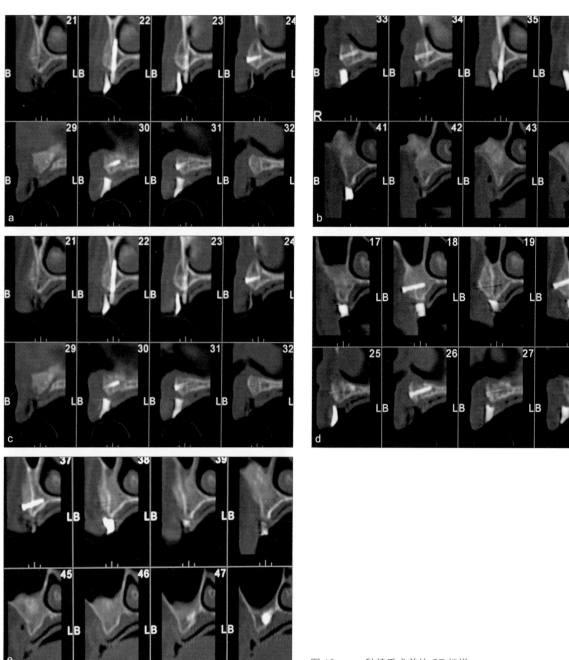

图 18a~e 种植手术前的 CT 扫描

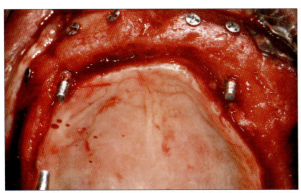

图 19　种植手术翻瓣暴露骨面，可见理想的骨改建效果，仅有少量骨吸收

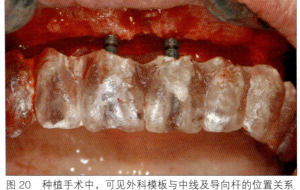

图 20　种植手术中，可见外科模板与中线及导向杆的位置关系

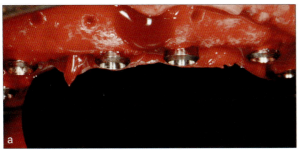

图 21a，b　术中种植体位置的拾面和唇面观

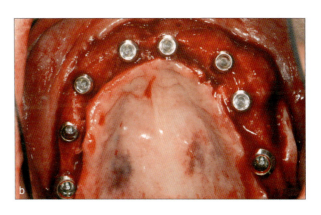

种植修复

再次和患者讨论种植和修复方案的选择。首选方案为植入 6 颗种植体，十二单位联冠固定修复，但是，植骨成功后，我们可以植入 8 颗种植体，设计 4 组三单位的局部固定义齿修复。在《国际口腔种植学会（ITI）临床指南》第四卷介绍过这种修复方案的优势（Casentini et al，2010；Gallucci et al，2010）。

制作诊断蜡型和外科模板以后，我们决定局部麻醉下分别在 16、14、13、11、21、23、24、26 位点植入 8 颗种植体：

- 16，26——TE 种植体 WN，SLA，直径 4.8 mm，长度 10 mm
- 14，24——TE 种植体 RN，SLA，直径 4.1 mm，长度 10 mm
- 13，23——TE 种植体 RN，SLA，直径 4.1 mm，长度 12 mm
- 11，21——TE 种植体 RN，SLA，直径 4.1 mm，长度 10 mm

手术时我们只有软组织水平 SLA 表面种植体。而现在，这种情况下我们也许会考虑使用骨水平 SLActive® 亲水种植体。在这种病例中，较窄直径的带有平台转移的种植体更有利于保护牙槽骨。今天，在相似的病例中，我们通常会在后牙区植入骨水平 RC 种植体，在前牙区植入骨水平 NC 种植体（所有种植体均为 Straumann，Basel，Switzerland）。

2005 年 3 月，局部麻醉下手术，取出固定螺钉并植入种植体。基于前期理想的外科效果，种植外科手术时几乎没有发现骨改建和骨吸收（图 19）。

在这些种植外科手术中，Ellis 和 McFadden（2007）认为要根据中线确定中间切口的位置。使用外科导板非常重要，但是将其固定在正确的位置上却非常困难，往往会导致对正确位置的错误判断（图 20）。

种植位点骨密度良好，可采用一段式种植技术并需要 6~8 周骨结合期，这也是 SLA® 亲水表面种植体的常规愈合时间（图 21a，b）。

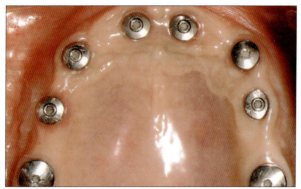

图 22　种植体植入后 3 个月殆面观

术后治疗

8 周后，制取印模。修复程序，包括临时义齿修复，6 个月左右完成最终修复体（图 22，图 23a ～ b）。

2006 年 1 月，在实心基台上安装 4 个三单位、粘接固位金属烤瓷固定修复体。放射线片显示，在双侧尖牙位点种植体位置有较小的间隙（图 24～图 27a，b）。

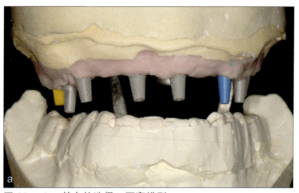 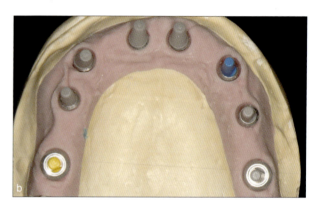

图 23a，b　基台的选择，石膏模型

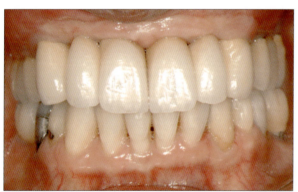 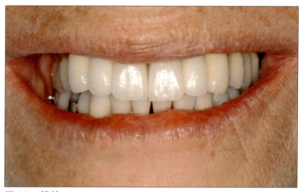

图 24　最终修复体包括 4 个三单位、粘接固位固定义齿。咬合状态下正面观

图 25　笑线

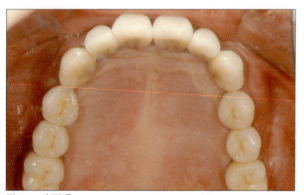

图 26　殆面观

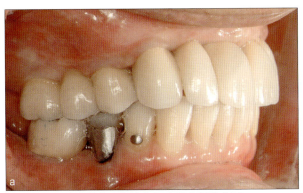
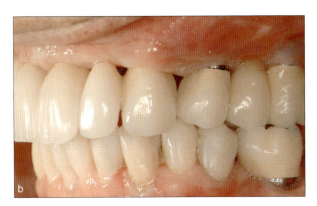

图27a，b 咬合状态下右侧观（a）和左侧观（b）

术后6个月复查，根尖放射线片同样显示有小的间隙存在，但是口内未见感染，临床效果非常好。

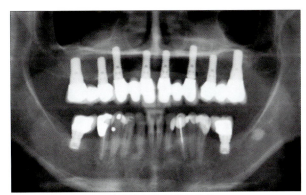

图28 修复体戴入1年后曲面体层放射线片

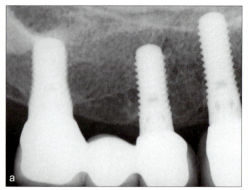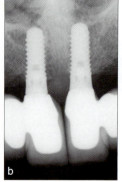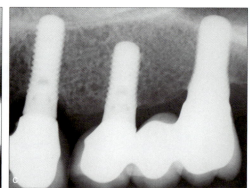

图 29a-c　戴牙 1 年后根尖放射线片

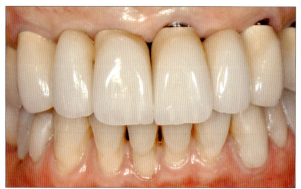

图 30　6 年后口内咬合像

　　患者因为很多原因没有再按时复诊，但是我们在 2012 年再次约他来复查。6 年后复查结果如根尖放射线片和 CBCT 扫描所示（图 29 ~图36）。

　　间隙依然存在，口内没有明显的感染。未见骨吸收，6 年临床效果稳定。

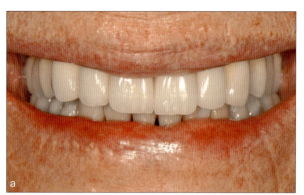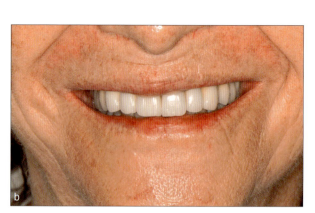

图 31a-b　笑线

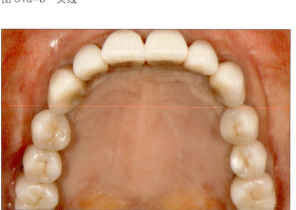

图 32　𬌗面观

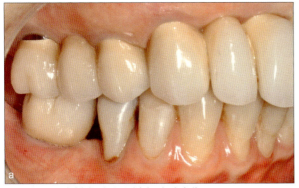 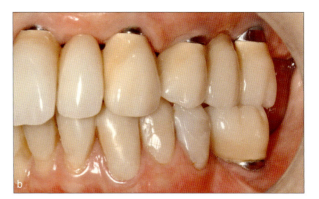

图 33a，b 右侧（a）和左侧（b）咬合像

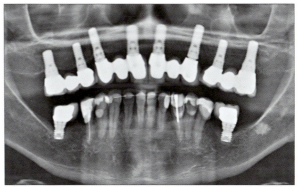

图 34 6 年后曲面体层放射线片

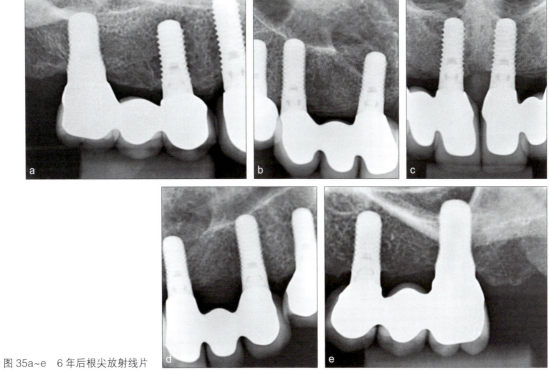

图 35a~e 6 年后根尖放射线片

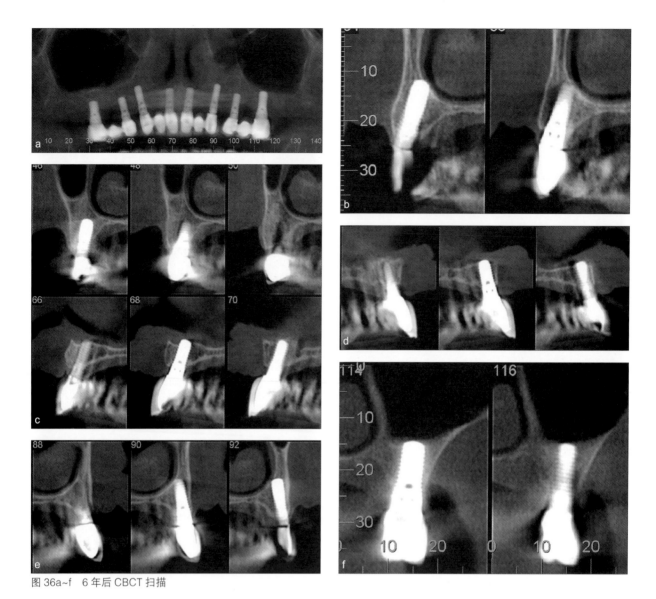

图 36a~f　6 年后 CBCT 扫描

致谢

骨科外科程序（髂骨取骨）

Felipe Wildt do Canto, MD – Porto Alegre, RS, Brazil

修复程序

Paulo Eduardo Pittas do Canto, DDS, Prosthetic Dentistry Porto Alegre, RS, Brazil

技工室程序

Dental Lab Porto Alegre, RS, Brazil

作者还要感谢 Dr. Angelo Menuci Neto, DDS, MS, 带领 ABO-RS 种植牙科的研究生在患者治疗期间提供的支持和帮助, 以及 Dr. Polido 在患者治疗期间的协作。

6.6　车祸患者的牙槽嵴保存、种植体植入和固定修复

M. Roccuzzo

　　临床医生都知道，拔牙后，随着时间的推移，拔牙位点都会有束状骨吸收和外部骨重建，从而引起牙槽骨萎缩。尤其是当牙槽嵴颊侧骨壁较薄并完全由束骨组成时，这种现象更加明显。当切断牙周韧带失去血供之后，唇侧骨板会迅速吸收（Araújo and Lindhe，2005）。因此外伤牙脱位以后也会有相同的结果。

　　种植治疗的成功不仅仅在于种植体是否获得骨结合。不存在骨和软组织的缺损才可以获得理想的美学效果。已经有许多文献（Sanz et al，2011；Vignoletti et al，2011）报道了骨增量技术在种植治疗中的应用，其中大家最关注的是防止软组织和硬组织吸收。这些技术往往用在一些特别的患者，例如本病例报告中，患者多颗牙同时缺失。

　　一名18岁女性患者，于2006年12月前来就诊。她几天前经历了一起严重的交通事故，因外伤导致12、14、15、16、17位点牙缺失，13位点牙冠完全折断（图1～图3）。口内检查可见患者中高位笑线（前牙区牙龈暴露），有一些牙齿残片，软组织感染。

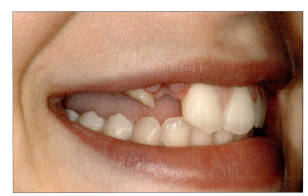

图 1　患者术前的微笑像

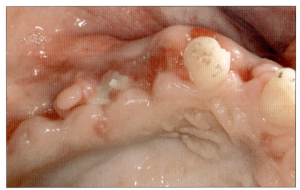

图 2　车祸后 1 个月左右初诊时口内像

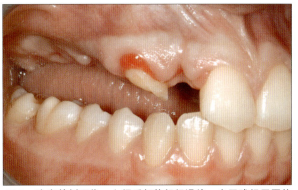

图 3　治疗前侧面像，上颌后部软组织退缩，尖牙残根周围软组织呈炎症状态

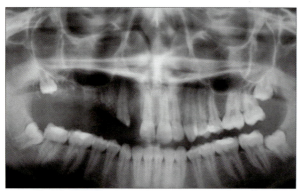

图4 曲面体层放射线片显示尖牙牙根，上颌后部牙槽骨萎缩，以及残片

曲面体层放射线片显示上颌右侧多颗牙缺失，第三磨牙阻生，尖牙折断，并可见多个埋伏的残片（图4）。

首先要尽量减少美学区12位点过度水平骨吸收的风险。2007年1月医生尝试用去蛋白牛骨基质 (Bio-Oss® collagen, Geistlich Biomaterials, Wolhusen, Switzerland) 进行位点保存，并用双层胶原膜 (Bio-Gide®；Geistlich Biomaterials) 覆盖。为了避免膜龈联合向冠方移位未做骨膜松弛切口。用4-0 Vicryl™缝线缝合，2周拆线（图5～图7）。

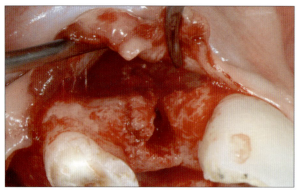

图5 翻瓣去除残片，颊侧部分骨壁缺损

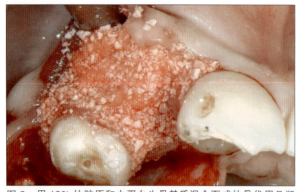

图6 用10%的胶原和去蛋白牛骨基质混合而成的骨代用品塑形并填入缺牙区

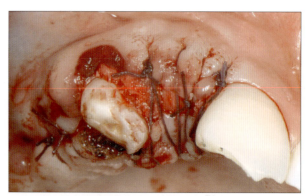

图7 用双层胶原膜覆盖植骨区并用Vicryl™缝线缝合，注意不要使膜龈联合向冠方移位

植入骨代用品几周后，患者复诊准备接受上颌右侧尖牙根管治疗。根尖放射线片显示尖牙牙根在距离牙槽骨边缘下数毫米处有一条透射线。医生诊断这颗牙已经无法保留需要拔除。最终采取折中的办法，暂时保留右上尖牙，简化整体治疗（图8a，b）。

医生成功地完成了尖牙的根管治疗，在修复了中切牙的切缘后制作了临时二单位联冠固定修复体（图9）。

2007年5月，患者接受了传统的上颌窦底提升术（侧壁开窗技术），为上颌后牙区种植体能够植入在理想的位置做准备。结合局部解剖因素和患者的病史考虑，医生更倾向于分阶段疗法（图10）。术后4个月拍摄曲面体层放射线片显示愈合良好，尖牙未见根尖透射影，第三磨牙埋伏阻生（图11）。

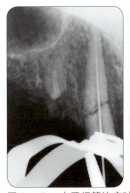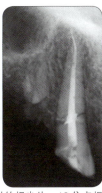

图8a，b 尖牙根管治疗时的根尖片，13位点根折，医生决定暂时保留尖牙用以支持临时牙（由Dr.G.Tessore 提供图片）

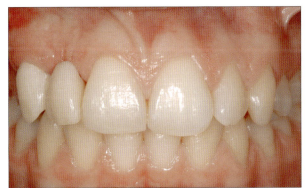

图9 修复中切牙后正面像，患者佩戴了一个二单位临时固定修复体

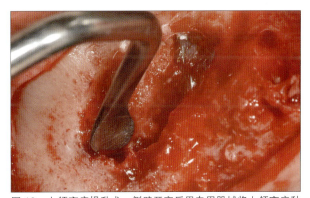

图10 上颌窦底提升术。侧壁开窗后用专用器械将上颌窦底黏膜向上提升

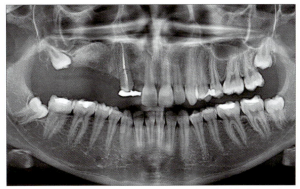

图11 上颌窦底提升术后4个月，曲面体层放射线片显示尖牙远中区域垂直骨高度增加

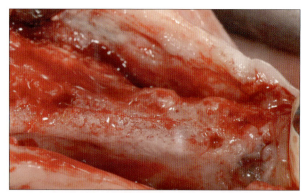

图 12　在尖牙远中翻全厚瓣

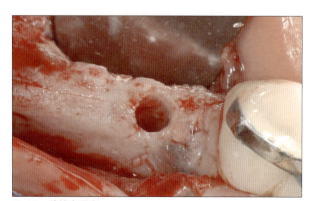

图 13　种植窝预备

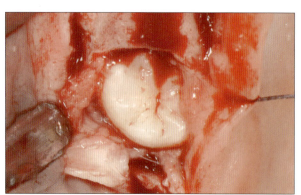

图 14　拔除阻生的第三磨牙

　　2007 年 11 月行二次手术，在 14 和 16 位点植入种植体（同期拔除阻生齿 18）。手术在局部麻醉下进行，从尖牙远中至上颌结节牙槽嵴顶正中做切口。向牙槽骨颊侧和腭侧翻全厚瓣，并用牵拉线辅助固定（图 12）。在使用钻和骨凿预备种植窝时要小心操作，避免骨量过多丧失（图 13）。拔除埋伏陌生的第三磨牙（图 14）。

　　在第一前磨牙和第一磨牙位点分别植入 2 颗钛种植体（Standard Plus RN SLActive®，直径 4.1 mm，长度 10 mm；Straumann，Basel，Switzerland）（图 15）。为了降低软组织退缩的风险，尤其是种植体颊侧，在牙槽嵴顶植入去蛋白牛骨基质（Bio-Oss® collagen；Geistlich Biomaterials，Wolhusen，Switzerland）并用胶原膜（Bio-Gide®；Geistlich Biomaterials）覆盖加以保护（图 16，图 17）。使用 Vicryl™ 缝线间断缝合，非潜入式愈合。安装带有斜面的愈合帽有利于邻间隙软组织瓣紧密贴合（图 18）。

　　术后 3 个月侧面观，可见软组织水平向高度维持良好（图 19）。

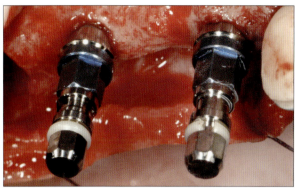

图 15　在 14 和 16 位点植入 2 颗常规颈种植体

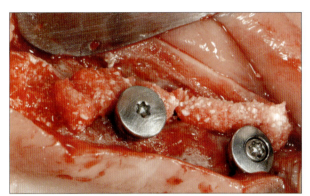

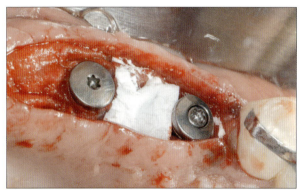

图 16，图 17　为了降低种植体周围软组织退缩的风险，在植骨区覆盖双层胶原膜

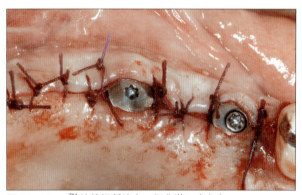

图 18　Vicryl™ 缝线间断缝合，行非潜入式愈合

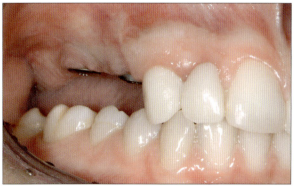

图 19　术后 3 个月侧面观，水平向软组织支持稳定

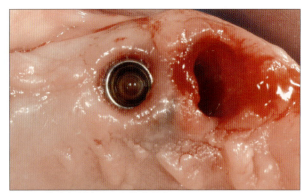

图20　拔除根折尖牙，行位点保存

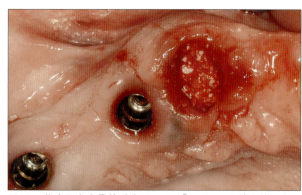

图21　将去蛋白牛骨基质（(Bio-Oss® collagen) 填入拔牙窝

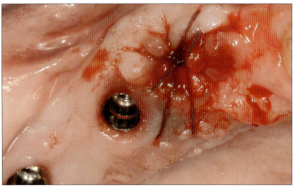

图22　用一种流动性的聚乳酸聚合物覆盖位点，然后缝合

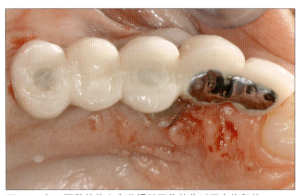

图23　在2颗种植体上安装螺丝固位的临时固定修复体

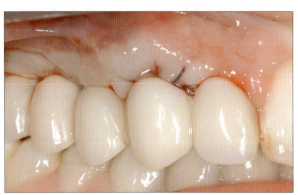

图24　术后即刻临时修复体侧面观

　　一旦这2颗种植体可以支持固定联冠修复体，立即拔除尖牙（图20）。为了降低颊舌向骨丧失，在拔牙窝内填塞去蛋白牛骨基质(Bio-Oss® collagen, Geistlich Biomaterials, Wolhusen, Switzerland)（图21）。用一种流动性的聚乳酸聚合物(Atrisorb® FreeFlow™; Tolmar Inc., Fort Collins, CO, USA)覆盖拔牙位点防止人工骨颗粒移位。放置之后，在这层屏障表面用无菌盐水喷雾将其固化，然后缝合（图22）。随后，在第一前磨牙和第一磨牙位点种植体上安装螺丝固位的五单位临时固定修复体，近中带2个悬臂（图23）。患者终于恢复了上颌右侧的咬合，并且获得了可接受的美学修复（图24）。

位点保存术后 1 年，尖牙位点软组织愈合后立即在 12 位点再植入 1 颗种植体（图 25）。由于 12 位点可用骨量有限，选择植入了 1 颗窄颈种植体（Standard Plus NN SLActive®，直径 3.3 mm，长度 10 mm；Straumann，Basel，Switzerland）（图 26）。

12 周后拍摄曲面体层放射线片，显示种植体植入位置理想，未见任何透射影和病变（图 27）。

用螺丝固位的印模帽制取印模，用以制作新的五单位临时固定修复体，这次是用 3 颗种植体支持而不是 2 颗（图 28）。经过数周时间，软组织充分包绕临时修复体（图 29）。

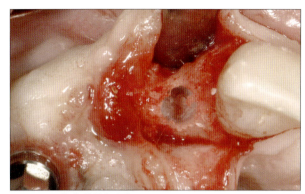

图 25　12 位点种植窝预备

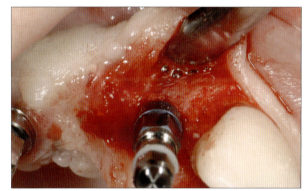

图 26　12 位点植入 1 颗窄颈种植体

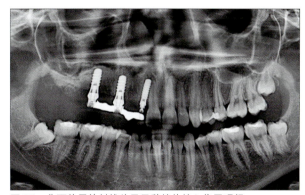

图 27　曲面体层放射线片显示种植体植入位置理想

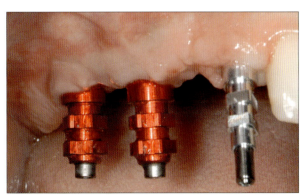

图 28　用螺丝固位的印模帽制取开窗式印模

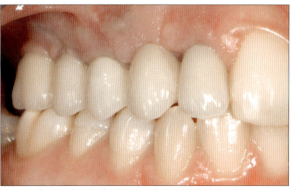

图 29　临时固定修复体侧面观，改为 3 颗种植体支持

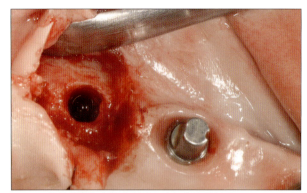

图30　用骨凿预备上颌右侧第二磨牙位点种植窝

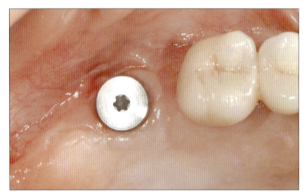

图31　上颌右侧第二磨牙位点植入种植体6周后的愈合情况

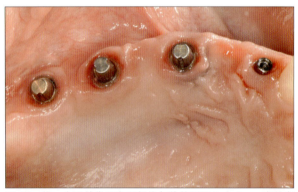

图32　将一个五单位固定局部修复体粘固于3个4mm高的实心基台

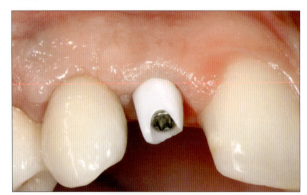

图33　侧切牙位点选择氧化锆基台支持单冠修复体

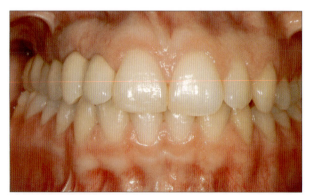

图34　最终修复体正面咬合像

最后的外科手术是在上颌右侧第二磨牙位点再植入1颗种植体同期拔除埋伏的下颌第三磨牙。由于上颌右侧第二磨牙位点骨量和骨质有限，手术依照 Roccuzzo 和 Wilson（2009）的方法。开始用直径2mm的球钻转速680r/min进行预备，以便之后使用骨凿。在种植位点用 Straumann 骨凿进行上颌窦底提升（Straumann，Basel，Switzerland）。用骨凿轻轻敲击逐级增粗的器械，将骨向根侧挤压。当遇到较大阻力时可以再钻深一点（图30）。未进行螺纹成形。植入1颗经化学改良处理的钛种植体（Standard Plus RN SLActive®，直径4.1mm，长度8mm；Straumann，Basel，Switzerland），非潜入式愈合（图31）。

最终修复时后牙位点3颗种植体上安装实心基台，加力到35N·cm（图32），在其上安装五单位局部固定义齿，另外在侧切牙位点安装螺丝固位的个性化氧化锆基台（CARES® CADCAM abutment；Straumann，Basel，Switzerland）单冠修复（图33，图34）。

2011年11月拍摄的曲面体层放射线片显示种植体周围骨水平稳定（图35）。

最后一次口内检查是在 2012 年 1 月，即车祸后 5 年。软组织轮廓依然稳定，无感染，未见明显的退缩（图 36）。

2013 年 7 月，拍摄根尖放射线片证实种植体周围骨组织水平依然稳定（图 37，图 38）。

致谢

牙体牙髓和修复程序

Dr. Giorgio Tessore — Turin，Italy

技工室程序

Francesco Cataldi, Master Dental Technician — Turin，Italy

专业维护

Silvia Gherlone, Registered Dental Hygienist — Turin，Italy

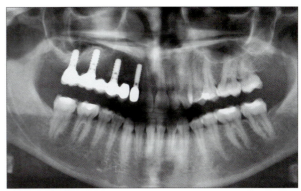

图 35　最终的曲面体层放射线片，支持五单位联冠和单冠的所有种植体周围骨水平稳定

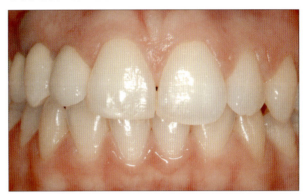

图 36　车祸后 5 年余，患者咬合正面观显示种植体周围软组织稳定

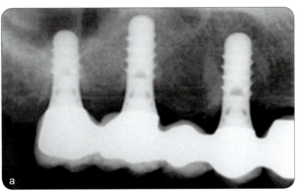

图 37a，b　治疗后 6 年半，种植位点拍摄的根尖放射线片

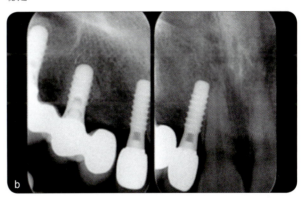

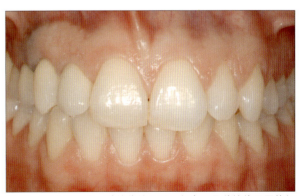

图 38　咬合正面像，种植体植入后 6 年半可见种植体周围软组织依然稳定

6.7 "贝壳"技术行上颌骨水平向和垂直向骨增量治疗侵袭性牙周炎患者的牙列缺失

Luca Cordaro

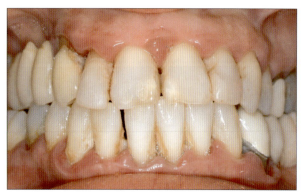

图 1a

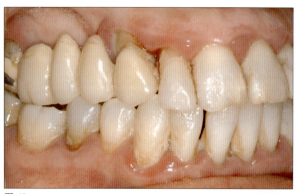

图 1b

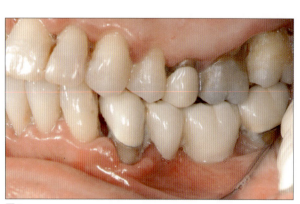

图 1c

46 岁女性患者，主诉其固定局部义齿（上颌右侧和下颌左侧）松动以及使用时牙周出血，要求治疗。另外，患者正在全身应用抗生素治疗上颌左侧磨牙区反复出现的肿胀。

患者至少有 2 年没有看过牙医。患者不吸烟，除几年前做过两次微整形手术之外无重大系统性疾病。

初诊时，口腔检查发现菌斑控制较差、牙齿松动、牙周病以及余留牙齿广泛存在较深的牙周袋（图 1a ~ f）。

尽管长期患有牙周炎，但患者没有意识到其病情，并声明先前没有接受菌斑对牙周组织影响方面的宣教。

图 1a~f 临床观和曲面体层放射线片。清楚可见患者较差的菌斑控制，诊断上接近于复杂牙周疾病。一下子难以制定明确的治疗方案。在这种情况下，牙周治疗（包括牙周刮治和根面平整）应在任何更深层次的治疗之前进行，拔除牙齿的治疗非合理的考量。口腔卫生指导以及患者口腔维护的主观意愿也是必不可少的。在牙周病被控制之前不应尝试进行最终的固定修复。上下𬌗面观可见在牙齿的腭侧和舌侧有大量的牙石和菌斑堆积。曲面体层放射线片证实在第一象限和第三象限骨吸收的程度。所有象限均可见重度牙周病损的标志

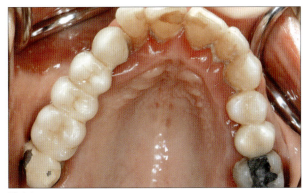

图 1d

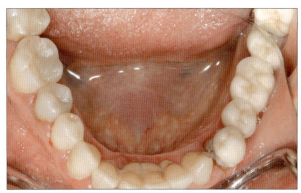

图 1e

首先进行牙周治疗，包括建立良好的口腔卫生、患者动机、牙周刮治以及根面平整。拆除第一象限和第三象限已Ⅲ度松动的固定局部义齿，拔除 11 位点远中以及 33 位点远中的所有基牙。

由于初期治疗阶段与后期修复阶段同等重要，此时应该建立患者的依从性，并向患者解释使其理解所患慢性疾病的本质。患者需要接受牙周支持维护治疗将很有必要伴随终生。

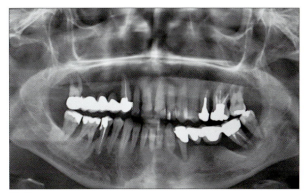

图 1f

在接受治疗 3 个月之后重新评估，表明患者的依从性已得到改善。菌斑和出血指数也得到了很大改善。上颌使用可摘局部义齿作为过渡义齿，其他余留牙的动度情况也恢复至正常（图 2a～c）。上颌需要进一步的牙周手术来保留那颗预后仍不明确的余留磨牙。

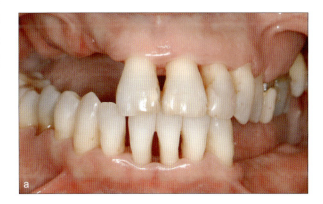

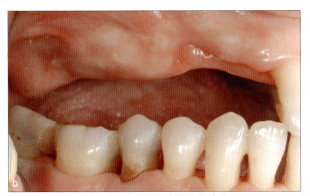

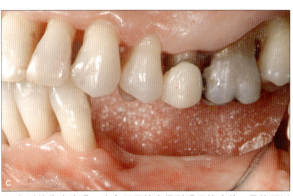

图 2a~c　经过初期牙周治疗和牙齿拔除（拔除 17，13，12，37，34）后的临床表现。注意牙周健康得到明显的改善，另外可以清楚地看到牙槽骨吸收的情况

表 1   治疗计划

上颌位点	17	16	15	14	13	12	11	21	22	23	24	25	26	27
拔牙／种植	EX	MI	MI	M	EXI	EX							EXI	EX
上部结构		IFDP	IFDP	IFDP	IFDP	IFDP						冠修复	冠修复	
上部结构											IFDP	IFDP	IFDP	
拔牙／种植											EXI	M	MI	EX
下颌位点	47	46	45	44	43	42	41	31	32	33	34	35	36	37

M：缺失牙；MI：缺失牙和种植体植入；EX：拔除牙齿；EXI：拔牙和种植体植入；IFDP：种植体支持式固定义齿修复

与患者讨论过修复治疗方案之后，决定应用种植体支持的固定义齿来修复上下颌至第一磨牙的缺失牙，并更换上颌左侧第二前磨牙的原有牙冠。

本治疗计划的一部分是在第一象限植入 3 颗种植体（16、15、13 位点）来支持五个单位的修复体，悬臂修复上颌右侧侧切牙。第二象限仅设计 1 颗种植体支持式牙冠来修复拔除的第一磨牙，而非第二磨牙。此外，第二前磨牙通过牙支持式修复体进行修复。

在第三象限，于第一前磨牙和第一磨牙位点植入 2 颗种植体，行 2 颗种植体支持式三单位局部固定义齿修复。第四象限内不需要修复治疗（表1）。

由于预先考虑到上颌右侧尖牙拔除之后会有明显的骨缺损，所以在上述 3 个象限区域内进行种植手术之前，决定进行第一象限内的骨增量重建。

我们决定植入种植体之前，采取牙周切除手术来处理上颌余留牙的一些顽固深牙周袋，并且在第一象限行块状骨自体骨增量术。

在上颌牙弓切除性手术中，上颌左侧第一磨牙和第二磨牙因深牙周袋、牙齿松动以及根分叉病变而被拔除。

在患者清醒镇静状态下，局部麻醉下实施第一象限的骨增量手术。行牙槽嵴顶正中切口，延伸至相邻中切牙的龈沟内，远中仅在上颌右侧第三磨牙位点附加垂直松弛切口。广泛的骨膜下剥离暴露牙槽嵴，可见侧切牙、尖牙和第一前磨牙位点的骨嵴在垂直向和水平向完全丧失（图 3a）。

从身体同侧下颌支和下颌角处获得移植骨块。骨块获取后经局部修整，使骨块适应于受骨区并通过 2 颗钛钉固定，以重建缺失的颊侧骨板（图 3b ～ c）。剩余缺损处塞满自体骨屑（在修整骨块时获得）和小牛骨移植材料（图 3d）。注意骨缺损处水平向外形的过度成形。重建区域不用膜覆盖。

适当的骨膜切口松弛黏膜瓣，行水平褥式缝合和连续缝合。

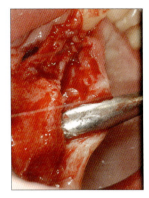

图 3a 翻瓣后清楚可见垂直向和水平向的完全骨缺损，这种情况非常不利于骨增量手术。骨破坏是由松动的固定局部义齿下部尖牙的牙周病变所导致

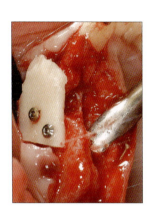

图 3b 移植骨块侧面观，于下颌移植骨块侧面，支处获得块状自体骨，并通过 2 颗直径 1.5 mm 的钛钉固定于受区。这个骨块可确保获得充足的水平向距离

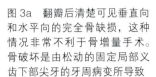

图 3c 受区位点骨块的骀面观，提示需要大量的颗粒状材料来充满并重建缺损区

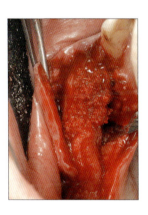

图 3d 将部分下颌支来源的骨块磨碎后与小牛骨移植材料以 2：1 混合之后，应用颗粒状移植物充满下颌骨块之下剩余的缺损处。在这个特殊病例中没有使用屏障膜

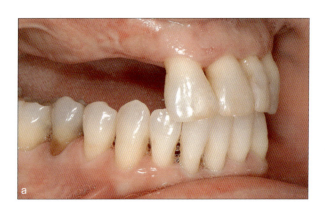

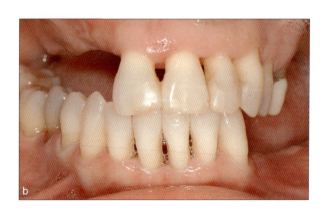

手术之后 4 个月观察到骨增量区域愈合并有充足的硬组织对软组织的支持（图 4a～c）。此时可以确定最终的种植手术方案。仔细地评估上颌右侧中切牙远中牙槽嵴情况，即使现在的牙周探诊深度最浅，但牙龈乳头完全丧失，因此决定在近中尖牙位点处植入种植体，并且通过一个单位的悬臂修复侧切牙。

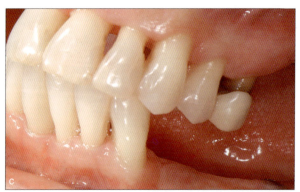

图 4a~c　分阶段骨增量后 4 个月患者的口内观。临床表现提示可以进行种植手术：牙周病已控制、患者依从性改善以及外观满意的骨重建结果。上颌广泛的牙龈乳头退缩以及较长的临床牙冠仍然是美学考虑的

经过4个月的愈合之后行种植手术。经牙槽嵴顶翻开全厚瓣以获得骨重建区域的手术入路，去除用于固定骨块的钛钉。可见骨得到了非常好的重建（图5a，b）。在尖牙、第二前磨牙和第一磨牙位点植入3颗软组织水平种植体（SLActive，直径为4.1mm，Straumann，Basel，Switzerland），非潜入式愈合（图5c，d）。

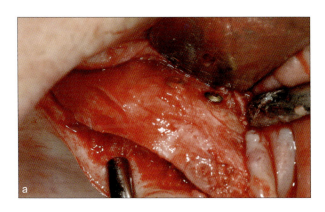
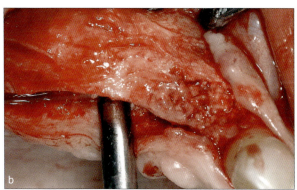
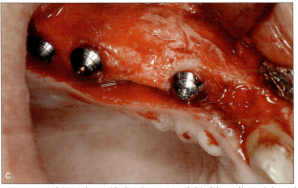
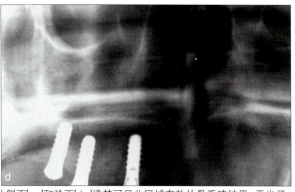

图5a~d　种植手术。牙槽嵴顶切口和远中松弛切口获得手术入路。从侧面(a)和𬌗面(b)清楚可见此区域有效的骨重建结果。于尖牙、第二前磨牙和第一磨牙植入种植体，计划在侧切牙位点（c）行一个单位的悬臂修复。第一象限种植体负荷之前的放射线片检查（d）

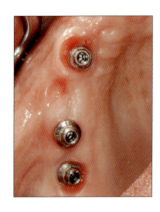

图6 骨重建区域的最终软组织状态。此时，软组织健康并有充足的硬组织支持。本照片拍摄于最终固定局部义齿取下之后。此时再次确认患者依从性良好。本复杂病例治疗的主要目标已经达到

在种植位点愈合期间，于第二象限和第三象限的剩余种植位点植入种植体，后者需种植手术周期GBR程序同期种植体植入来处理第一前磨牙位点存在的中度水平向骨缺损。在第一象限种植手术之后8周开始最终的修复阶段。

依照治疗计划，在上颌右侧为患者提供五单位螺丝固位固定局部义齿。此时，重建区域的软组织状态和患者依从性已经达到了理想状态（图6）。软组织已得到水平向骨的支持。上颌左侧的缺牙区通过1颗天然牙支持和1颗种植体支持的2颗单冠进行修复，下颌左侧通过第一前磨牙和第一磨牙支持的1个三单位粘接固位修复体修复。整个治疗持续的时间是10个月，包括前期牙周治疗阶段。

图7a～c显示修复治疗完成几天后的最终上颌修复体。对此患者上颌右侧的修复是整个复杂且谨慎的治疗计划中要求最高的一部分。考虑到最初天然牙牙周支持组织的重度吸收，我们最终获得了可接受的功能和美学效果。患者对于获得的结果感到非常满意，但拒绝进一步治疗替换余留牙齿中旧的树脂修复体。

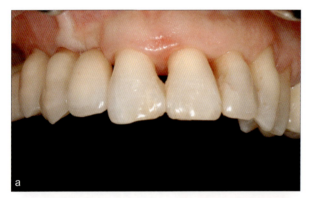

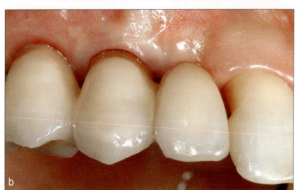

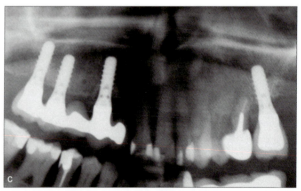

图7a~c 上颌最终修复体的特写和放射线检查，显示修复治疗完成几天之后的治疗结果。可见余留天然牙牙周软硬组织的重度吸收。患者对上颌的功能和美学结果感到满意。重建区域的细节照片显示可以接受的美学效果，牙周和种植体周围软组织健康。放射线片显示治疗成功

修复治疗之后随即开始支持维护方案，每4个月进行专业的口腔卫生检查。由于患者没有额外的风险因素，如吸烟和糖尿病等，我们有理由判断患者可获得一个良好的预后。

积极的牙周和修复治疗结束之后4年观察到良好而稳定的结果，同时证实患者的依从性良好以及疾病的进展得到有效的控制（图8a～c）。截至当时，没有实施更多的积极治疗。

相对于可摘局部义齿修复，因牙周病导致广泛牙缺失的情况下实施种植支持式固定修复有利于维持良好的口腔卫生。我们应该尝试实施固定修复，包括必要时分阶段重建萎缩的颌骨。针对特定的骨缺损类型和体积选择最理想的骨增量技术。本病例的特点是广泛的垂直向骨缺损，应用从下颌升支获取块状移植骨结合骨替代品和自体骨屑的颗粒状混合物进行处理。骨重建结果是成功的，并且允许最终上部修复所需的种植体安全而有效地植入。

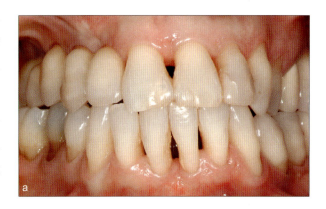

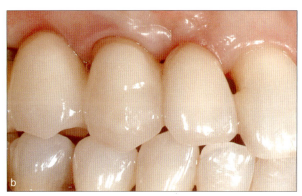

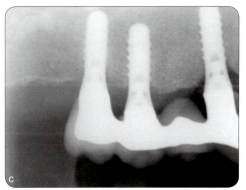

图8a～c　4年之后复查的修复状态，临床表现显示软组织稳定性良好以及放射线检查证实骨重建结果长期稳定

6.8　髂骨移植的水平向骨增量治疗非综合征型先天性多颗牙缺失

D. Weingart

　　20 岁女性患者，于 2004 年转诊，要求种植治疗。无特异病史，不吸烟，未服用任何药物。口外检查未发现皮肤、头发和指甲畸形。口内临床检查发现仅有 11 颗恒牙，其形状、大小和色泽正常。

　　另外，有 8 颗滞留乳牙（53、62、63、71、72、73、81、82 位点）。一般检查无异常。家族史中，患者的父亲和两个姐姐有类似情况。临床检查显示为厚龈生物型。无明显的附着龈退缩，但滞留乳牙已松动并且影响外观。由于未被诊断有临床综合征，该病例被分类为非综合征型先天性多牙缺失。曲面体层放射线片显示，除了第三磨牙，有 17 颗恒牙未发育（17、13、12、22、23、27、37、35～31、41～44、47 位点）。滞留乳牙已发生普遍的牙根吸收。

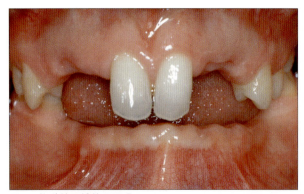

图 1　拟种植区域的正面观

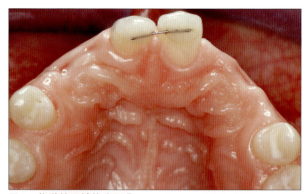

图 2　拟种植区域的𬌗面观

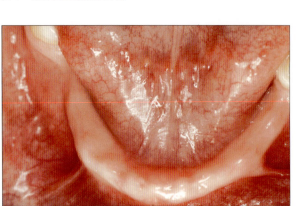

图 3　下颌拟种植区域的𬌗面观

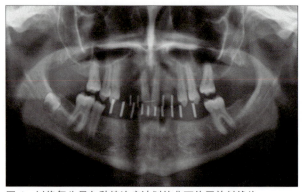

图 4　以修复为导向种植治疗计划的曲面体层放射线片

治疗计划

与患者讨论治疗方案之后，同意进行如下治疗计划：

- 拔除滞留乳牙
- 全身麻醉下于 13、12、22、23、36 ~ 45 位点行自体髂骨移植进行水平向骨增量
- 于 14、13、22、23、35 ~ 32、42 ~ 45 位点植入种植体
- 二期手术，并通过种植体支持式临时固定修复进行软组织成形
- 4 个月之后戴入最终的金属烤瓷固定修复体
- 术后维护，包括每 6 个月进行口腔卫生维护和超声洁治

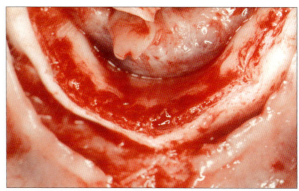

图 5　下颌切口设计的殆面观

患者签署治疗同意书。治疗开始，不翻瓣下微创拔出滞留乳牙。拔牙窝清创后植入胶原塞止血。然后为患者制作一副可摘局部义齿，可使拔牙位点愈合形成更多的角化黏膜带（图 1 ~ 图 3）。

骨增量手术在以修复为导向的种植治疗设计下进行（图 4）。

拔牙后确保有 12 周的愈合期。继而进行骨增量程序，全身麻醉下于髂嵴获得皮质松质骨移植物。首先在缺牙区牙槽嵴行牙槽嵴正中切口，附加垂直松弛切口（图 5）。

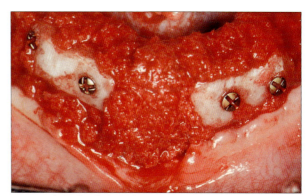

图 6　下颌骨增量位点的侧面观

确定了颏孔和颏神经位置之后，翻开骨膜，应用球钻修整殆方牙槽嵴。于拟种植点放置已准备好的手术模板评估骨增量所需的三维尺寸。从髂嵴获取皮质松质骨，使之与牙槽骨适合，并通过钛钉固定，保证其与牙槽骨紧密接触。此外，在骨块周围植入颗粒状骨以成形牙槽嵴（图 6）。

在骨增量位点覆盖胶原膜（Bio-Gide®；Geistlich Biomaterials，Wolhusen，Switzerland）。骨膜减张切口后，牵拉软组织保证下颌术区无张力创口关闭。上颌前部右侧也应用块状自体骨移植和颗粒状自体骨进行水平向骨增量，而 22、23 位点的缺损形态提示仅应用颗粒状骨即可。与下颌相同，骨增量区域应用胶原膜覆盖（图 7）。

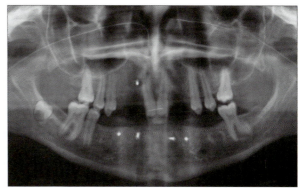

图 7　术后放射线检查

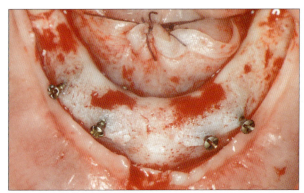

图 8 下颌骨增量区的殆面观

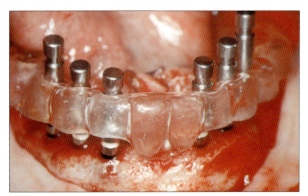

图 9 下颌外科模板的侧面观

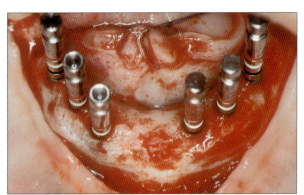

图 10 下颌种植位点的侧面观

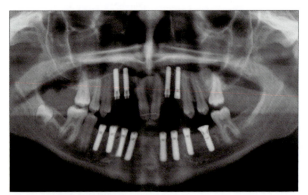

图 11 种植术后拍摄曲面体层放射线片

经过 6 个月的愈合，于全身麻醉下进行种植手术。沿先前的切口线进行牙槽嵴正中切口，种植治疗程序开始。

翻开全厚瓣之后，小心取出钛钉，并在外科模板的引导下植入种植体（于 13、14、22、23、35 ~ 32、42 ~ 45 位点）（图 9，图 10）。

该患者的所有种植位点均植入了软组织水平种植体（Standard Plus NN SLA®，直径 3.3 mm，长度 10 mm 和 12 mm；36 位点，Standard Plus RN SLA®，直径 4.1 mm，长度 10 mm；Straumann，Basel，Switzerland）。另外应用骨收集器于种植床收集骨颗粒进行局部骨移植。骨增量位点应用胶原膜（Bio-Gide®；Geistlich，Wochuser，Switzerland）覆盖之后，初期创口关闭，潜入式愈合（图 11）。术后，调改缺牙区已有的可摘局部义齿，避免义齿直接接触创口区。

经过 3 个月的无干扰愈合，通过不翻瓣微创切口暴露所有的种植体，进一步愈合（图 12）。

1 周内，应用钛基底和丙烯酸树脂制作并戴入临时修复体，开始软组织塑形的程序。注意种植体周围软组织愈合良好，获得了类似天然牙周围健康牙龈组织的轮廓。最终修复体为金属烤瓷固定修复体（图 13～图 15）。患者每 6 个月复诊进行种植维护治疗。

讨论

对于年轻患者，特别是如果涉及前牙区段牙齿的缺失可能导致明显的美学、功能和心理问题（Gorlin et al，1975；Stewart et al，1982）。有关发育的异常已经被分为："多数牙缺牙"指除第三磨牙外至少 6 颗牙齿先天缺失，而少于 6 颗牙齿的缺失为"个别牙缺失"（Çakur et al，2006）。先天多数牙缺失的病例通常是影响多器官系统先天性综合征的一部分，并多数可能与遗传性综合征有关，外胚层发育不良即是一个例子（Çakur et al，2006）。皮肤、指甲、眼睛、耳朵以及骨骼的典型异常有利于对"先天性缺牙综合征"患者的早期诊断，并做出相应治疗计划。然而，少数的"非综合征型先天性缺牙"病例也是存在的。尽管先天性缺牙的病因学未被完全理解，基因因素事实上可能起到了主要的作用，并强调家族史的相关性（Çakur et al，2006）。该患者与她的父亲和两个姐妹均有相同的临床症状。

对于不同程度牙齿缺失患者，应用种植体支持的修复体进行口腔修复业已扩大了治疗方法的选择范围（Weingart and ten Bruggenkate，2000）。任何成功的种植治疗很大程度上依赖于受区位点骨的质和量。通过充足的骨移植程序可以获得长期的稳定和美学，并可预期在初期骨量不足情况中的治疗效果（Weingart and ten Bruggenkate，2000）。

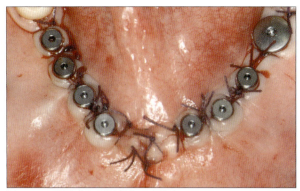

图 12　二期手术之后下颌的口内状态

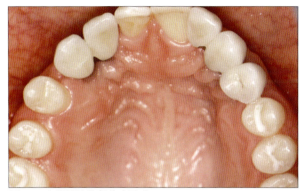

图 13　上颌最终修复体殆面观

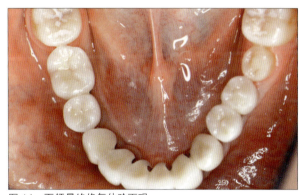

图 14　下颌最终修复体殆面观

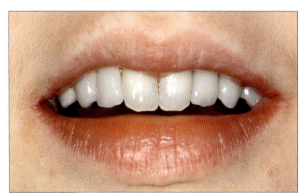

图 15　最终修复体和唇线

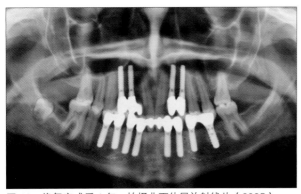

图 16   修复完成后 1 年，拍摄曲面体层放射线片（2005）

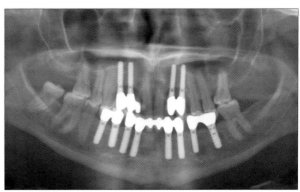

图 17   修复完成后 7 年，拍摄曲面体层放射线片（2012）

　　骨再生的金标准是自体骨移植。此处展示的病例通过联合应用块状自体骨移植物和颗粒状骨进行水平向骨增量，覆盖可吸收性胶原屏障膜（Bio-Gide®；Geistlich，Wolhusen，Switzerland）进行引导骨再生。骨颗粒为水平向骨增量提供了以下几个好处：①颗粒骨可随意地适合于任何不规则的骨缺损形态；②提供理想的多孔状结构来促进骨原细胞的迁徙；③具有释放骨诱导生长因子的能力；④为细胞附着和生长创造一个自然的骨引导表面（Bonewald 2011；Miron et al，2011）。这就是说，应用屏障膜可防止愈合过程中骨颗粒可能会发生的不稳定以及从缺损处移位。本病例成功地应用这种方法来重建水平向骨厚度和颊侧骨壁的垂直高度；两个因素都是获得成功美学和功能的关键。术后 1 年和 7 年的曲面体层放射线片现实了良好且稳定的种植体周围骨水平，达到了长期功能和美学的关键要求（图 16，图 17）。

6.9 超声骨刀切取块状自体骨行双侧水平向牙槽嵴骨增量并行种植固定修复

Y. -D. Kwon

一位牙种植专业学生推荐了位 55 岁左右的女性患者就诊。下颌双侧后部牙齿缺失超过 4 年，仅剩余下颌右侧第一前磨牙（图 1a）。患者佩戴可摘局部义齿，但对义齿的功能不满意。

临床检查发现双侧下颌后部缺牙区牙槽嵴尖锐。告知患者在如此菲薄的牙槽嵴上不能植入种植体，除非进行大量的牙槽嵴骨增量。

病史检查无明显异常，无影响手术操作的潜在疾病。在术前检查过程中，患者透露对骨移植有一点担忧。在告知患者手术过程和可能发生的术后并发症之后，患者接受了所计划的骨移植以及分阶段植入种植体的手术方案。

术前曲面体层放射线检查（图 1b）证实除下颌 34 位点之外所有的后牙均缺失。

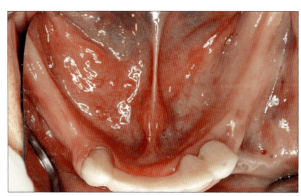

图 1a 初诊时的口内像

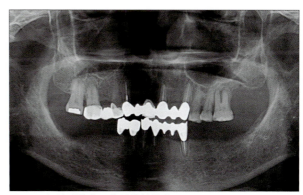

图 1b 初诊时的曲面体层放射线片

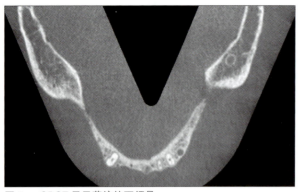

图 2a　CBCT 显示萎缩的下颌骨

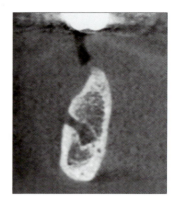

图 2b　CBCT 显示右侧下颌第二前磨牙位点尖锐且萎缩的牙槽嵴

锥形束 CT（CBCT）扫描后可见缺牙的牙槽嵴以及相邻的解剖结构（图 2a，b）。考虑到上颌左侧第一磨牙的预后，经牙周病医生会诊后予以拔除。该患者无须垂直向骨增量，因为基于临床和放射线检查牙槽嵴的高度得到良好的保存。

治疗计划
- 拔除 26 位点牙
- 于下颌后部获取移植骨块移植于下颌前磨牙和磨牙区
- 金属烤瓷固定修复体修复下颌前部
- 下颌右侧后部植入 3 颗种植体
- 下颌左侧后部植入 2 颗种植体
- 金属烤瓷固定桥修复

经过多种治疗方法的讨论后患者同意该治疗计划。患者了解可能的风险，并签署治疗同意书。

手术程序
实施下牙槽神经阻滞麻醉，从尖牙的远中面至下颌支区翻开全厚黏骨膜瓣。在尖牙的近中线角处附加小的垂直切口（图 3a，b）。切口远中部分向外延伸（图 3a）暴露下颌支前部以便获得取骨区域的入路。尽管获得移植骨块通常需要第二术区，但在本病例中，可以通过一个切口同时暴露供区和受区位点。

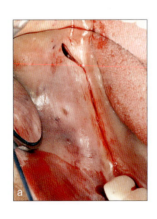
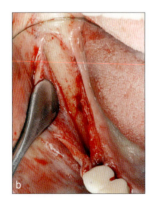

图 3a，b　受区翻全厚黏骨膜瓣

表 1 块状自体骨移植物两个主要的口内供区比较

位　点	优　点	缺　点
颏部	容易暴露 骨量充足 骨块和骨屑容易获取	创口裂开 牙髓伤害（可能是永久的） 感觉障碍
下颌后部	常用（下颌支／第三磨牙区手术） 愈合简单 后遗症发生率低	骨量少 视野受限 邻近下牙槽神经

在口内的供骨位点之中，下颌后部，包括下颌支前段，以及下颌颏部是块状骨移植物最常用的来源。两个位点均有自身的优缺点。

对于大多数局部缺牙牙槽嵴的重建，结合应用骨充填材料，两个供区均可提供充足的骨量。两者的应用依赖于一些因素，包括缺损的位置和手术医生的喜好。

可用的取骨方法包括旋转切割设备和超声骨刀设备。由于超声骨刀设备可实现软组织损伤最小化和减轻患者的焦虑，因此应用比较广泛（图 4）。下颌后部相对于颏部区域，手术视野可能更受限制，对软组织保护的要求更高。

关键的是确保骨块的皮质骨边缘完全切开，一个例外是下截骨线连接了两条垂直截骨线。在这种情况下，每一条截骨线都需通过两条截骨线的交会点来确保骨块的完全分离（图 5）。

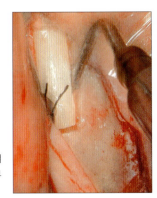

图 4 下颌支前部截骨。应用超声骨刀进行骨切割会更简单和有效

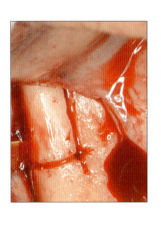

图 5 一条截骨线通过两线相交的交点。普通的截骨术可以应用超声骨刀的多种工作尖来进行

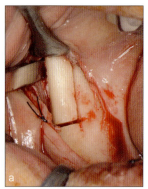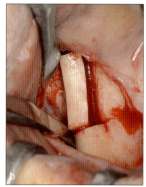

图 6a，b 应用骨凿可以轻松地获取一块皮质骨移植物

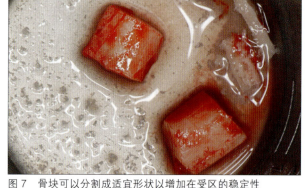

图 7 骨块可以分割成适宜形状以增加在受区的稳定性

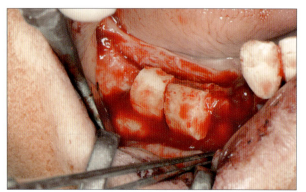

图 8 已经修整的骨块与受区相适应

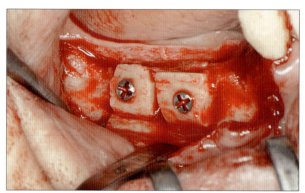

图 9 遵循拉力螺钉原则应用钛钉（直径 2.0mm，长度 10mm；Jeil Corporation, Seoul, South Korea）来固定骨块。翻开舌侧黏膜瓣，插入一个骨膜剥离子来保护骨膜，并确保钻头穿通舌侧皮质骨板

应用超声骨刀设备的弯曲刀刃，可以进入到下颌体后部和下颌支前部的侧面，下颌体后部做一个侧面沟槽，连接两条垂直的截骨线。截骨槽保留在皮质骨上，但不进入到骨髓腔内。通过骨锤轻轻敲击截骨线即可轻松地将骨块分离（图 6a，b）。

修整骨块以适应于受区的表面形态（图 7）。两者应尽可能地相互接触以获得理想的稳定性（图 8）。下颌后部的骨块是一个反 J 形的形状，可以良好地适应于下颌磨牙区水平向的骨缺损。可以将骨块分开固定，以获得与受区最大的接触面积，并可以分别固定于将来的种植位点。

一颗螺钉通常可以充分地固定一个骨块。为了使骨块获得最大的稳定性，应该保证有 3 层皮质骨

板，包括骨块和受区的颊舌侧皮质骨板。另外，应用拉力螺钉原理来保证骨块和受区的紧密接触（图 9）。

为了有效地保存骨增量的体积，最好能在自体骨移植物表面覆盖去蛋白牛骨替代品和／或屏障膜（图 10～图 12）(Maiorana et al, 2005；von Arx and Buser, 2006)。

为骨块移植物提供额外的保护可能会更明显地增加其体积的稳定。通过骨膜减张切开来获得无张力初期创口关闭。水平向骨量的增加很明显（图 13，图 14）。

在左侧采取相同的治疗程序。

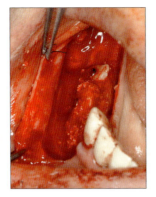

图 10 应用去蛋白牛骨骨屑充填移植物之间的间隙。附加骨膜松弛切口获得无张力创口关闭

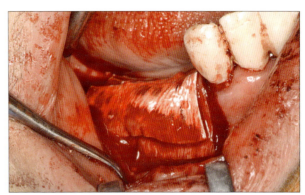

图 11 双层屏障膜技术保护骨移植物

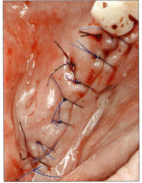

图 12 4-0 尼龙线缝合软组织创口

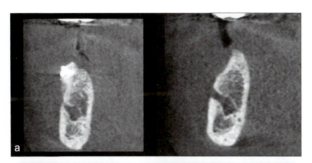

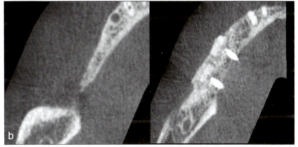

图 13a，b （a）冠状面和（b）横断面观察术前和术后的 CBCT 影像。可见相当大量的水平向骨增量

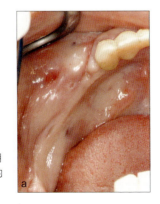

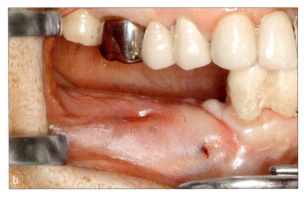

图 14a，b 骨块移植后 4 个月的临床表现。下颌右侧后部的骨宽度明显增加

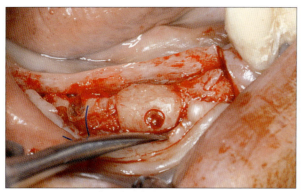

图15 翻开全厚瓣进行种植体植入。取出固定螺钉，可见暴露的骨块移植材料已完全愈合

骨移植程序之后4个月，骨块已完全和受区骨相融合（图15和图18）。于下颌右侧后部植入3颗种植体（44位点植入软组织水平种植体，直径4.1mm，长度12mm；46位点植入软组织水平种植体，直径4.8mm，长度10mm；47位点植入软组织水平种植体，直径4.1mm，长度8mm；Straumann，Basel，Switzerland）（图16），下颌左侧植入2颗种植体（34位点植入软组织水平种植体，直径4.1mm，长度10mm；36位点植入软组织水平种植体，直径4.1mm，长度8mm；Straumann，Basel，Switzerland）（图19）。

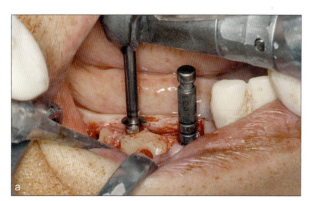
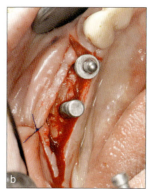
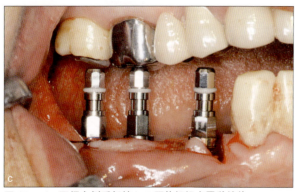
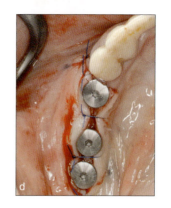

图16a~d 下颌右侧后部植入3颗软组织水平种植体

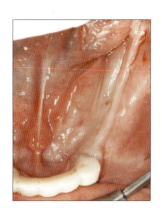
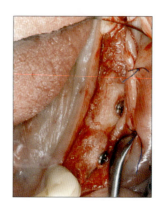

图17 骨移植后4个月左侧后部的临床表现

图18 成功的水平向骨增量和理想的骨块结合

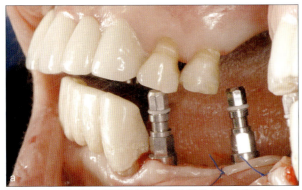
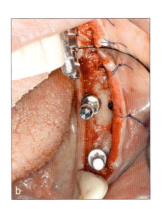

图 19a ~ b　下颌左侧后部植入 2 颗软组织水平种植体

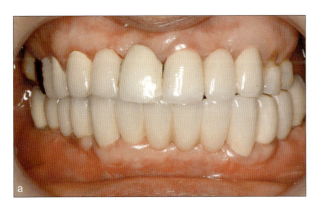
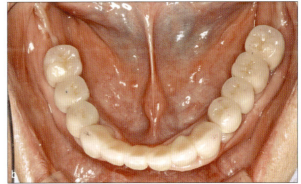

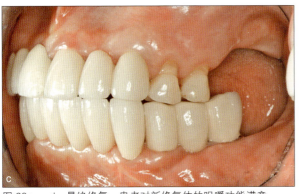
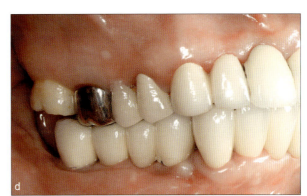

图 20a ~ d　最终修复。患者对新修复体的咀嚼功能满意

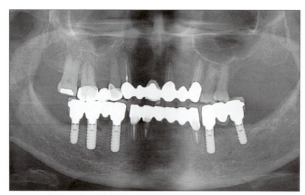

图21 术后3个月拍摄曲面体层放射线片

修复和随访

安装烤瓷固定桥。患者对于新修复体的咀嚼功能表示满意（图20a～d）。

安装最终修复体两年半之后患者进行复查时，临床未显示任何并发症表现（图22a～c）。放射线检查证实边缘骨高度稳定且良好（图23）。

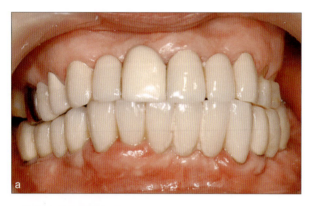

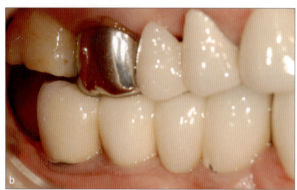

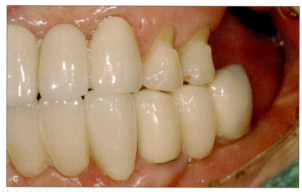

图22a～c 安装最终修复体之后2.5年的情况。相对于修复体安放当时的状态，种植体周围组织稳定

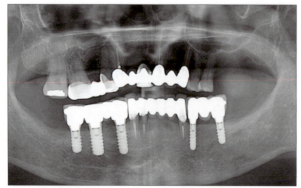

图23 安装最终修复体之后2.5年的曲面体层放射线片。种植体周围骨高度稳定。种植体周围骨丧失程度小

6.10 髂骨和颅骨块状自体骨行严重萎缩上颌无牙颌外置法骨移植

M. Chiapasco, P. Casentini

45 岁女性患者，上颌牙齿完全缺失，前来咨询评估应用种植体支持式修复体进行修复的可能性。患者身体健康，不吸烟。患者自 20 多岁就已经开始佩戴上颌总义齿，下颌为天然牙列。这种情况导致牙槽嵴的渐进性吸收，需频繁地进行义齿重衬。20 年后，尽管经过多次调改以及应用"胶水"粘固，义齿仍然不稳固，并导致患者的心理和功能不适。

预约咨询时进行临床和放射线检查，显示上颌牙槽嵴已完全吸收，腭穹隆低平，以及颊侧前庭沟明显变浅。另外，像这种沿牙槽嵴整体的骨丧失已经改变了垂直向和水平向颌间关系，导致相应的上颌后缩以及颌间距离增加（图 1～图 3）。另外，既有的硬组织缺乏对唇以及口周软组织的支持，表现出口周皱纹的增多以及苍老面型（图 4）。很显然在这种情况下不能直接进行种植手术。整个上颌进行复杂的手术重建是不能避免的。

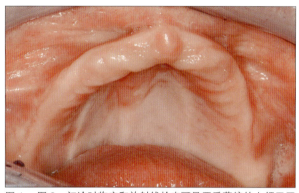

图 1～图 3 初诊时临床和放射线检查可见严重萎缩的上颌无牙颌。并见严重的牙槽骨丧失，这种情况下植入种植体是不可能的

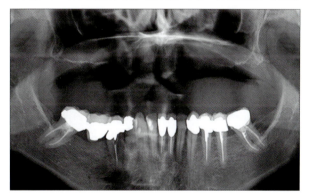

图 2

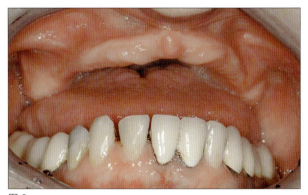

图 3

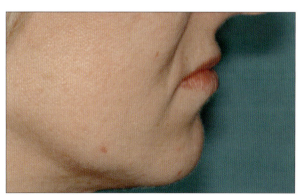

图 4 硬组织丧失影响了对唇及口周软组织的支持

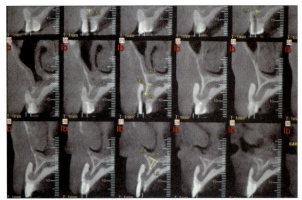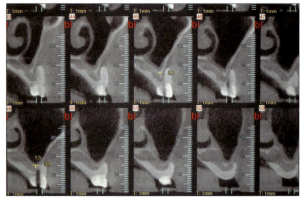

图5，图6 手术前患者佩戴放射线阻射的诊断模板拍摄 CT 影像。牙槽嵴已发生严重吸收，没有充足的剩余骨量容许理想的牙冠位置

从外科和修复的角度制作石膏模型来优化最终的结果，在不考虑剩余骨条件的情况下制作一个有理想牙齿位置的诊断蜡型。患者佩戴由诊断蜡型制作的放射线阻射模板进行 CT 扫描，确定后部和前部牙槽嵴均严重吸收，并且双侧上颌窦腔扩张。这种情况下难以植入种植体（图5，图6）。

基于临床和放射线检查，该病例归类为 SAC 分类中的高度复杂类型。风险因素包括：①剩余牙槽嵴完全缺损以及相关上颌窦气化，致使难以植入种植体；②相反的颌间关系，致使修复重建非常复杂；③在上颌前后部需要取自体骨行外置法骨移植进行水平向和垂直向骨增量，以及双侧上颌窦底提升术；④需要在骨重建之后进行软组织重建；⑤复杂的修复程序。

制订的手术计划包括在上颌无牙颌应用自体皮质松质骨块行垂直向和水平向骨增量，以及双侧上颌窦底提升术。根据所需的骨增量体积，需要在髂骨前嵴以及颅骨（右侧顶骨）取骨。设计在骨重建手术后4~5个月第二次手术阶段植入 8 颗种植体（16，15，14，11，21，23，24，26 位点）来支持一个固定的修复体。

患者对此治疗计划表示同意。

重建手术

经鼻－气管插管全身麻醉下实施手术。第一步首先行头顶骨旁侧切口深及颅骨外膜，并用钝剥离子暴露。取两块颅骨外膜备用，随后在重建程序时覆盖在骨移植材料之上。然后，用裂钻于顶骨外层标记3块皮质骨，用弯凿取出。要极为注意避开内面矢状窦，更不要暴露硬脑膜或者穿通大脑，确保内层皮质骨保持完整（图7）。应用骨蜡止血之后，皮下（3-0可吸收缝线）和皮层（3-0尼龙线）双层缝合关闭手术创口。

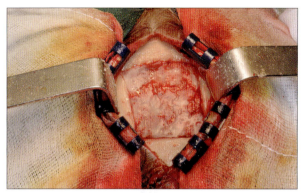

图7

沿髂骨前嵴做第二切口，在髂骨前嵴后方1cm处开始暴露髂骨，以便于从髂骨前嵴中间获取骨块。切口线应避免分离大腿侧区肌肉，减少术后症状。获取包括约8cm长的皮质松质骨块（图8，图9）并用刮匙收集松质骨。

放置引流管以及分层缝合（骨膜层、皮下层、皮层）关闭手术创口之后完成髂骨取骨程序，应用和前面颅骨手术相同的缝线材料。

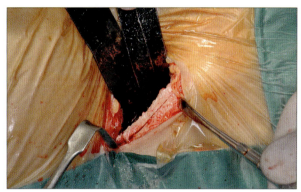

图8

从左侧上颌结节延伸至右侧上颌结节做牙槽嵴顶正中切口，获得上颌的手术入路，并于中线处附加垂直松弛切口来提高骨暴露程度。翻开全厚黏骨膜瓣，暴露颊侧和腭侧剩余的上颌骨。

手术程序的第一部分是双侧上颌窦底提升术。应用低速直手机和金刚砂球钻制备上颌窦侧壁截骨窗，沿上颌窦侧壁提起上颌窦黏膜。双侧上颌窦下方所提升的空间被从髂骨获取的自体骨屑填满，其中包括松质骨成分和一些通过骨研磨器获得的颗粒状皮质骨。

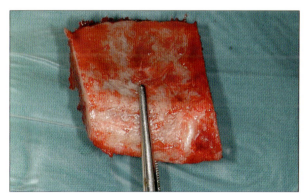

图9

图7～图9 考虑到骨重建所需的骨体积较大，从颅顶（图7）及髂前嵴取骨（图8，图9）

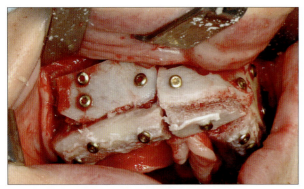

图 10

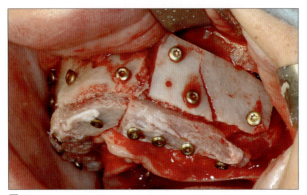

图 11

图 10，图 11 通过双侧上颌窦骨增量和用钛钉固定的水平向和垂直向骨移植的方法来实现上颌的三维重建

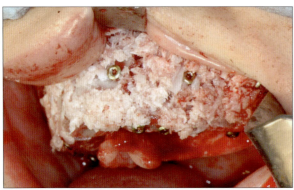

图 12

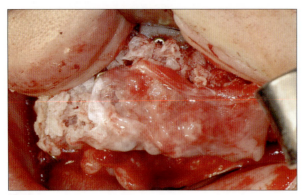

图 13

图 12，图 13 自体骨之间的间隙均由颗粒状骨充满，并覆盖自体颅骨外层骨膜

将从髂骨获得的骨块分成 4 块，与颅骨骨块一起应用来重建水平向和垂直向严重吸收的上颌。重建的目的有两方面：为第二阶段种植程序增加现有骨量，并恢复合适的垂直向、前后向和横向的颌间关系。骨块通过钛钉（直径 1.5mm）坚固固定。骨块之间或骨块与受区位点之间的所有剩余间隙均被颗粒状自体骨所充满，消除所有可能影响移植物骨结合的死腔并改善重建区域的外形（图 10～图 12）。颅骨膜片被用于覆盖骨移植材料，来帮助减小创口裂开时发生骨移植材料暴露的风险（图 13）。

附加骨膜松弛切口来获得覆盖于颌骨外层骨膜上黏膜瓣的无张力关闭。应用4-0丝线（图14）。

术后医嘱包括：术后1周服用抗生素，葡萄糖酸氯己定漱口2周。

术后恢复正常。患者仅感受面部肿胀1周，2周内有隐约疼痛。

术后临床随访和放射线检查发现适当的骨量增加，颌间关系得到成功矫正，且由于口周软组织得到强力的支撑而导致面型明显改善（图15，图16）。

在术后第1个月期间，不允许患者在重建区域佩戴可摘义齿，以消除任何影响骨移植材料结合的因素，将创口裂开、骨移植材料暴露的风险降到最低。之后，患者佩戴经过软衬无翼板的可摘义齿（直到种植术后5个月）。

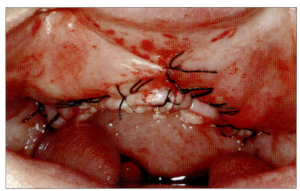

图14　骨重建程序最终为黏膜瓣缝合关闭术区

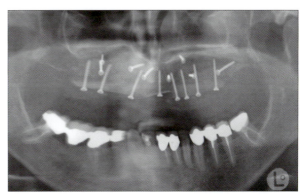

图15　骨重建程序完成之后拍摄曲面体层放射线片。明显的骨量增加

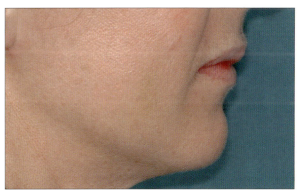

图16　骨重建之后。由于骨移植材料对软组织的支持，患者在未佩戴修复义齿的情况下，面型已经明显得到改善

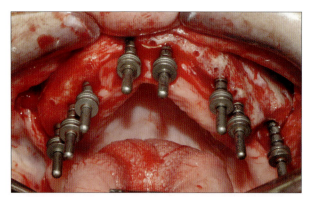

图 17

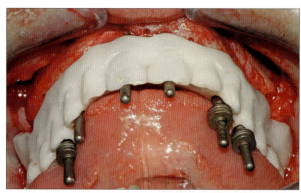

图 18

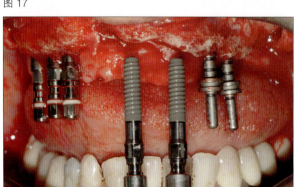

图 19

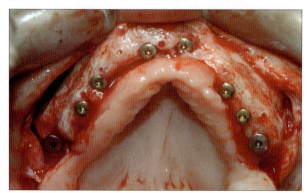

图 20

图 17 ~ 图 20   5 个月之后，种植手术的情况理想。翻瓣后，在预制的外科模板引导下植入 8 颗骨水平种植体

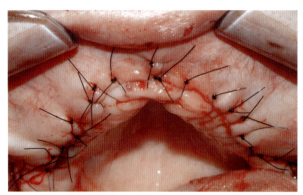

图 21   潜入式愈合方案

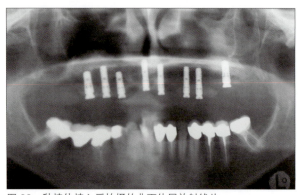

图 22   种植体植入后拍摄的曲面体层放射线片

种植手术

5 个月之后，再次选择之前的手术切口，翻开黏骨膜瓣暴露骨重建区域。可见骨移植材料发生了极好的骨结合，没有明显骨吸收。

在预制的手术模板指导下，于重建区域植入 8 颗种植体（14、11、21、23、24 位点植入 5 颗骨水平种植体，直径 3.3 mm，长度 12 mm；13 位点植入 1 颗骨水平种植体，直径 3.3 mm，长度 10 mm；16、26 位点各植入 1 颗骨水平种植体，直径 4.1 mm，长度 10 mm；Straumann，Basel，Switzerland）。种植体的轴向和位置已按最终预想的螺丝固位修复体来设计。为了加快骨结合，选择了亲水表面的种植体（Straumann SLActive®）。在骨增量程序后，为了避免种植床预备过程中导致的额外创伤，通常建议选择细直径种植体。黏膜瓣复位后应用 5-0 尼龙缝线固定，种植体潜入式愈合（图

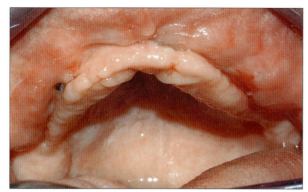

图 23　种植术后 3 个月的临床表现。最初的萎缩和先前广泛的骨膜松弛切口已经明显导致颊侧前庭沟变浅和角化黏膜缺失

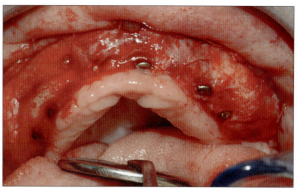

图 24

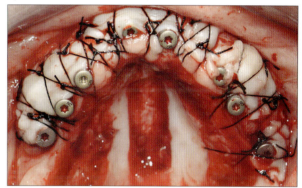

图 25

图 24，图 25　从腭侧获取黏膜瓣移植物进行口腔前庭成形术，在种植体周围区域创造更良好的软组织情况

17～图 22）。

术后医嘱包括服用抗生素 1 周，葡萄糖酸氯己定漱口 2 周。

术后愈合顺利。术后 2 周禁止患者佩戴可摘义齿。之后，佩戴软衬之后的义齿。

再次手术

原计划是暴露种植体后于种植程序后 8 周开始进入修复阶段。但是，正如严重的骨吸收进行较大骨重建之后常常观察到的，颊侧前庭沟变浅，颊侧角化黏膜不足（图 23）。

由于种植体周围的角化黏膜层的存在通常是软组织稳定和健康的关键，因此决定从腭侧获取游离龈移植物。实施口腔前庭成形术，将游离龈瓣置于种植体唇侧，并通过 5-0 丝线交叉缝合固定于骨膜上。所有种植体已证实获得良好骨结合。用高愈合帽替代封闭螺丝，腭侧供区应用螺丝固位树脂装置进行保护。经鼻–气管插管全身麻醉下实施此程序（图 24，图 25）。

2 周之后拆线，4 周之后种植体周围软组织愈合，开始修复程序。

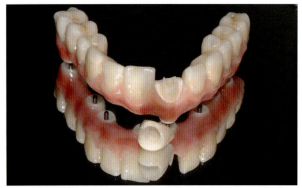 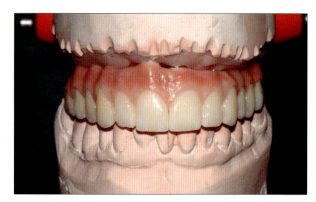

图 26，图 27 口内戴入前的最终修复体

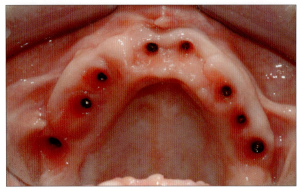 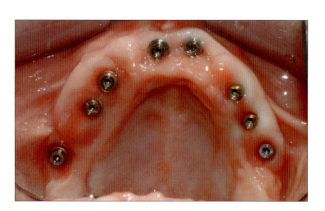

图 28，图 29 在连接基台前后的口内𬌗面观

修复程序

制取印模和颌间记录之后，制作一个螺丝固位临时修复体来验证美学效果、口周组织支持情况、功能以及发音。在本修复计划中，尽管进行了骨重建，也有必要结合正确的颌间关系以及正确的牙齿尺寸，使用一部分人工软组织结构。将患者还有牙齿时的照片作为参照来恢复原来的牙齿形态。

应用临时基台制作临时树脂修复体。螺丝固位的上部结构常常应用于复杂修复，无论是临时还是最终修复体。在安装临时固定支架后，指导患者进行口腔卫生程序，包括应用牙线。患者佩戴修复体6个月，对于修复体的各个方面均有非常良好的反馈。同样功能和美学方面的因素均应用于最终修复体。

应用 CAD／CAM 技术制作饰瓷的螺丝固位的氧化锆支架。用粉红色牙龈瓷重现软组织（图26，图27）。应用多基基台(窄颈和常规颈多基基台；Straumann，Basel，Switzerland）作为连接组件将最终的支架连接于种植体上（图28，图29）。

为避免修复体唇侧存在螺丝通道，于21位点选择一个粘接固位冠。用复合树脂封闭螺丝通道(图30)。图31～图34显示，临床观察和曲面体层放射线片显示最终修复体就位。

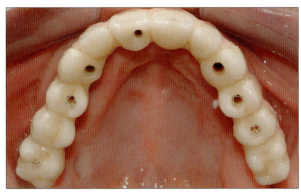

图 30　修复体就位后的𬌗面观，可见螺丝通道

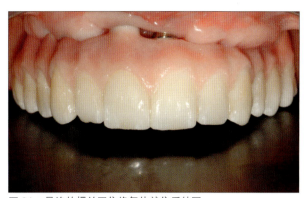

图 31　最终的螺丝固位修复体就位后特写

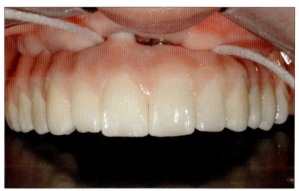

图 32　指导患者使用牙线保持种植体之间的口腔卫生

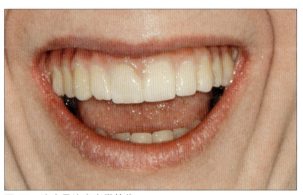

图 33　治疗最终患者微笑像

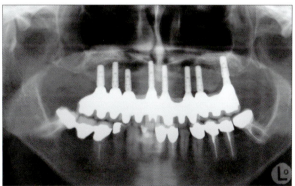

图 34　最终修复体戴入后拍摄的曲面体层放射线片

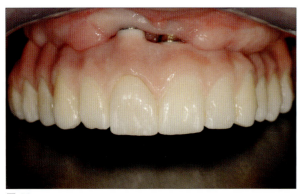

图 35

随诊

随访和专业维护复诊的预约间隔时间为 6 个月。确保菌斑控制于一个理想水平，无软组织炎症。支架每一年拆除、清洁、消毒一次。从此视角来看螺丝固位修复体非常理想。

3 年的临床和放射线随访证实获得了一个极佳的功能和美学结果。移植骨稳定，无种植体周围组织吸收的表现（图 35～图 38）。

致谢

技工室程序

Carlo Pedrinazzi，Roberto Colli—意大利，米兰

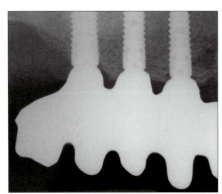

图 36

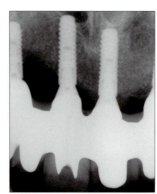

图 37

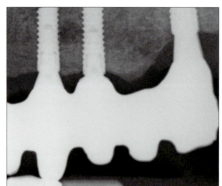

图 38

图 35～38   修复体安装后 3 年的临床和放射线情况

6.11 髂嵴块状自体骨充填上颌前部的垂直向和水平向间隙

W. D. Polido, J. E. Roehe Neto

31岁男性患者，机动车事故后30天来到我们诊所，车祸导致上颌前部牙槽突骨折，包括11和12位点牙齿完全脱出和21位点牙齿脱位。事故当晚，患者由当地医院口腔颌面外科医生进行初步处理。医生将牙齿复位到最佳位置并用钢丝结扎。

初诊时，可见因11和12位点伸长伴随因上颌前牙区骨损伤丧失而导致的牙龈退缩，不锈钢丝仍存在（图1～图3）。

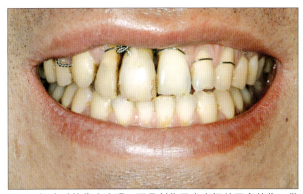

图1 初诊时的临床表现，可见创伤牙齿由钢丝固定就位。微笑像

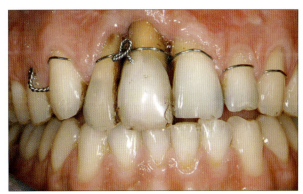

图2 正面像

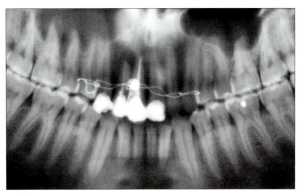

图3 初诊时曲面体层放射线片

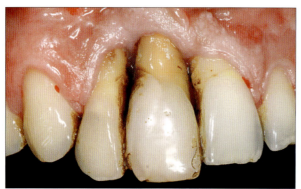

图 4 去除结扎丝后的前牙

初步计划拔除受伤牙齿（12，11，21 位点），可摘局部义齿过渡修复，清洁剩余牙齿。2004 年 9 月实施上述治疗（图 4～图 8）。

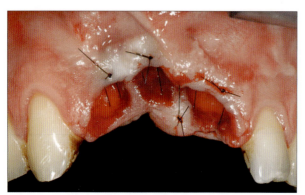

图 5 牙齿拔除后的临床表现（正面观）

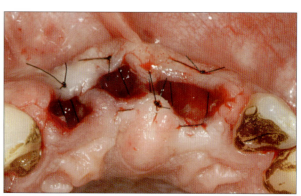

图 6 𬌗面观

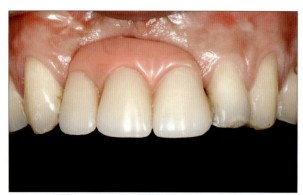

图 7 戴入可摘局部义齿（正面观）

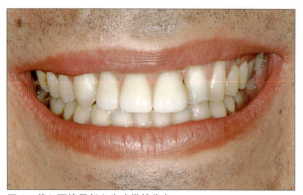

图 8 戴入可摘局部义齿（微笑像）

经过 5 个月的愈合期，期间患者戒烟并治疗其他因车祸所致的损伤（面部撕裂伤和髁突骨折），之后开始牙齿的修复计划。

术前临床检查显示垂直向和水平向骨和软组织缺损（图 9～图 11）。拍摄新的 CT 影像（图 12，图 13)并通过当时合适的软件进行三维设计(Dental Slice，Bioparts，DF，Brazil)。

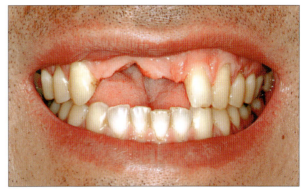

图 9　拔牙 5 个月之后，骨移植手术前的笑线

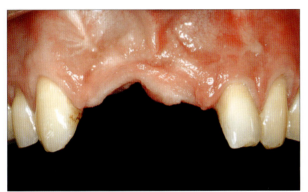

图 10　正面观

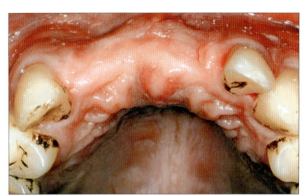

图 11　𬌗面观

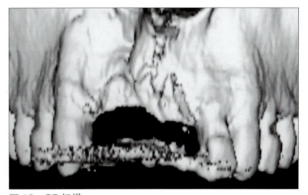

图 12　CT 扫描

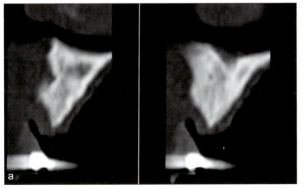

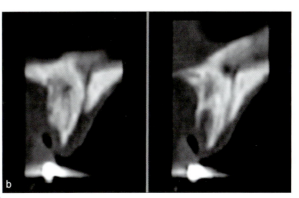

图 13a，b　前部 CT 扫描的垂直断层面。注意与放射线导板的关系

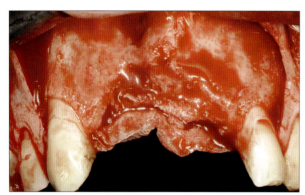

图 14 术中正面观可见骨缺损

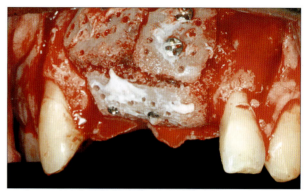

图 15 皮质松质骨块放置于受骨区并用钛钉固定。正面观

治疗计划

为患者制订了三种不同的治疗方案：

- 于 12，21 位点植入 2 颗种植体，软组织移植和带有牙龈瓷（也就是包括一个粉红色部分）的三单位固定局部义齿修复
- 牵张成骨来纠正垂直向缺损，二期从下颌支处取骨块行水平向骨移植来纠正水平向缺损。同时考虑软组织移植
- 于髂嵴取自体皮质松质骨块移植物，同期纠正垂直向和水平向骨缺损

最初的修复设想在第二和第三治疗方案之间，包括一个 2 颗种植体支持的三单位固定局部义齿。

通过讨论三种治疗方案的风险和疗效，并注意到患者的年纪较轻以及对修复效果的期望，最终决定应用髂嵴皮质松质骨块行分阶段骨重建。

骨块移植物的手术重建

2005 年 3 月于门诊行全身麻醉下手术。于左侧骨盆获取髂骨移植物同期进行口腔内手术。

从上颌右侧尖牙远中至左侧侧切牙远中做黏骨膜切口，然后仔细翻瓣暴露缺损区（图 14）。去除所有剩余的瘢痕组织之后，应用 1/4 尺寸的球钻于受区位点制备小的穿孔以促进血管化。

将 3 块皮质松质骨块修整并适应于缺损位点。两块水平向放置来重建上颌前部的自然曲度，一块垂直向放置来获得骨高度，以便利用修复体来获得自然的外观。

在放置皮质松质骨块之前，用部分松质骨屑填满受骨区。移植骨块的皮质骨层向颊侧和𬌗面，放置于受区上，应用钛钉（自攻型）技术固定移植物来将松质骨挤压在骨壁上，这样可以消除骨块移植物和受骨区之间的间隙。

在移植物被固定之前，轻轻挤压松质骨部分，去掉一些脂肪成分以减少腔隙。我们认为这两步是非常重要的，并且是骨移植获得成功的主要因素之一（极好的骨结合和少量的吸收）。

用固定钳把持住移植物，用钛钉自攻技术在每一块骨块上制备两个螺丝孔（直径 2.0 mm；长度 12 mm；Synthes，Davos，Switzerland）（图 15，图 16）。应用 1.5 mm 直径的钻头为骨移植物和受区骨面钻孔，1.8 mm 钻头仅应用于骨移植物。注意螺丝钉必须足够长来啮合于受区又不能穿通腭侧黏膜。打孔完成后，可用深度尺测量螺丝钉的尺寸。

相同的原则应用于固定垂直骨块。应仔细避免螺钉进入到切牙孔。如果可能，建议避免将钛钉置于未来拟植入种植体的位点。

一旦骨块固定，将剩余的松质骨充填于骨块周围来充满任何存在的间隙。

仔细关闭软组织是至关重要的。我们尽可能偏根方行骨膜下切口，侧方至梨状孔，并可能到达眶下孔的高度。

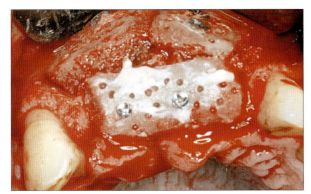

图 16　殆面观

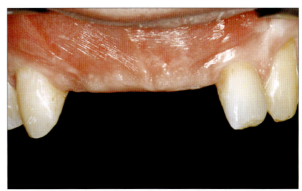

图 17　骨移植 5 个月后正面观，软组织完全愈合，缺损水平也已完全恢复

骨膜下切口而非骨膜切口可以提供良好的软组织松弛并维持骨膜的完整性。优先较多地延伸侧方松弛切口，如果需要，可行小的骨膜松弛切口，但仅限于骨膜内，不能切断黏膜。获得软组织瓣完全被动到位，不能有过度牵拉或过度切开骨膜。这是另外一个关键的手术步骤，而这也常常被仅担心骨愈合的手术医生所忽略。

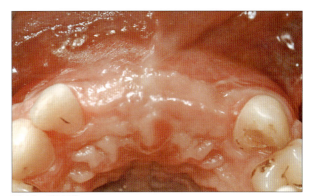

图 18　殆面观

本病例中，应用 4-0 单股尼龙线关闭创口，15 天之后拆线。也可使用 4-0 可吸收（Vicryl）缝线。为避免软组织挤压，患者同意延缓 7 天再佩戴可摘局部义齿。7 天之后，调整并减小可摘局部义齿的体积，并使用软衬材料重衬。

经过 5 个月良好的愈合，拍摄新的 CT 影像可见已完全适应的移植物以及三维重建的体积（图 17～图 19）。软组织愈合非常良好。

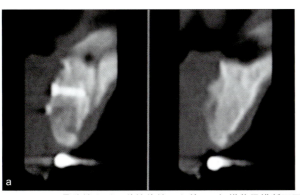

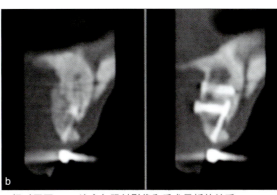

图 19a，b　骨移植之后，种植体植入之前 CT 扫描获得横断面图像。相对于图 13，注意与阻射影像和手术导板的关系

种植方案

再次与患者讨论种植和修复方案。第一选择是植入2颗种植体和三单位固定局部义齿修复，但也可以是3个单冠修复。

在考虑3个单冠修复方案时涉及一些因素：成功的垂直向和水平向骨重建，患者的笑线，较大的近远中距离，天然牙的形状（比尖圆形更方），骨至修复体接触点的距离较低，这些均支持这个方案的选择。种植体之间的龈乳头缺乏可能是主要问题，并与患者深度探讨之。然而，患者比较年轻、牙齿因创伤失去而非缺乏护理、已经进行了大范围的骨重建、他期望拥有独立的牙齿而非桥体，同治疗费用一样这些也是决定时考虑的因素。

通过诊断蜡型和制作外科导板，决定在12、11、21位点植入3颗种植体并以单冠修复。本病例治疗于2005年，当时仅有Straumann软组织水平美学种植体（SP）可用。

最终选择在11、12位点植入2颗锥柱状种植体（TE种植体，亲水表面处理，直径3.3mm，长度10mm；Straumann，Basel，Switzerland），在12位点植入1颗窄颈种植体（美学NN，亲水表面处理，直径3.3mm，长度10mm；Straumann，Basel，Switzerland）。如今，我们的选择将会是骨水平种植体，也可能是3颗Roxolid®骨水平窄颈种植体。

种植手术和愈合

2005年9月在局部麻醉下实施种植手术，同期取出固定螺钉并植入种植体。种植手术期间，可见固定螺钉头部与骨平齐，与重建程序5个月早期时保持几乎完全相同的位置（图20，图21）。这表明该手术发生了微小重建和骨吸收。另外，骨密度非常好，允许同期种植以及SLA表面常规需要的6周骨结合期。

常规植入种植体。选择锥柱状种植体来提高初始稳定性。

近远中距离恰好可以植入3颗种植体，并考虑到自身牙齿的解剖形态和单冠修复方案，患者理解并可接受潜在的牙间龈乳头缺失的风险（图22～

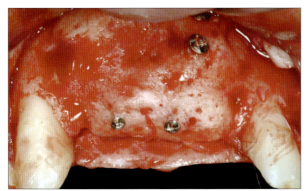

图20 种植手术期间的颊侧观。螺钉头部与骨平齐

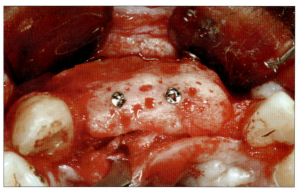

图21 种植手术期间的殆面观

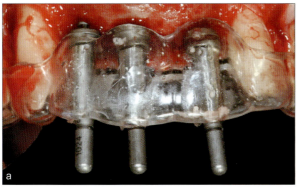

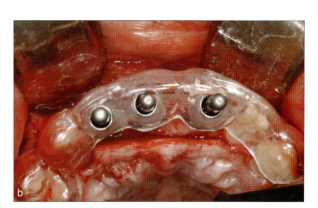

图22a，b 手术导板和方向指示杆

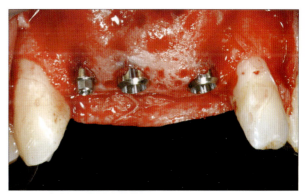

图23 种植手术期间的颊侧观

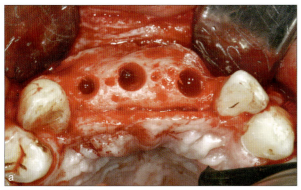

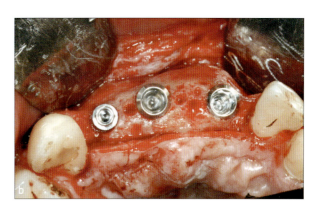

图24a，b 殆面观

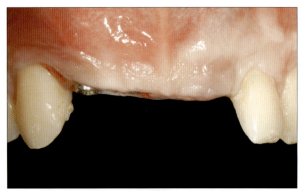

图 25 种植体植入后 2 个月颊侧观

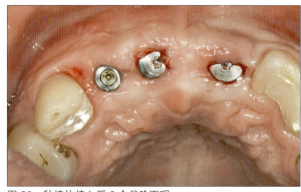

图 26 种植体植入后 2 个月殆面观

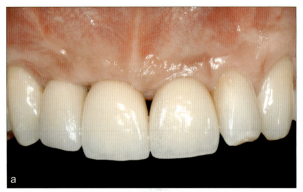

图 27a，b 最终应用金属烤瓷单冠修复

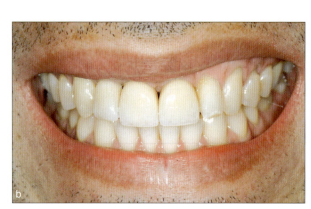

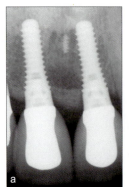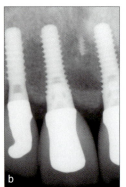

图 28a，b 最终修复体戴入后拍摄根尖放射线片

图 24）。

8 周之后，愈合良好（图 25，图 26）。制取印模，随后是修复程序（包括临时修复体），耗时大约 3 个月。

2006 年 2 月，将 3 颗种植体独立支持的螺丝固位金属烤瓷修复体放置于实心基台上（Straumann，Basel，Switzerland）（图 27，图 28）。

随访

2007 年 8 月，18 个月之后患者随访复查（图 29，图 30）；2009 年 6 月，3 年半之后患者随访复查（图 31a ~ c）；2012 年 3 月，6 年之后患者随访复查（图 32，图 33）。术后 6 年可见微小的水平向改建，但垂直向完全稳定。经过 6 年负荷后的临床照片和根尖放射线片显示效果稳定。

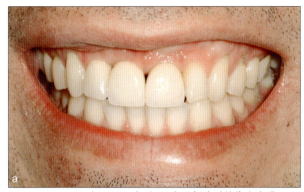

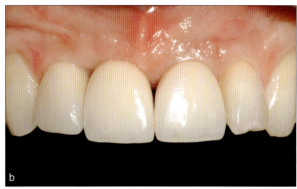

图 29a~c　2007 年 8 月，术后 18 个月复诊时的临床表现

图 29b

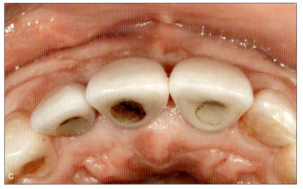

图 29c

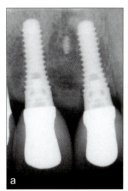

图 30a，b　2007 年 8 月，术后 18 个月复诊时的根尖放射线片表现

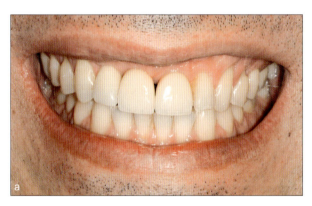

图 31a~c　2009 年 6 月，术后 40 个月复诊时的临床表现

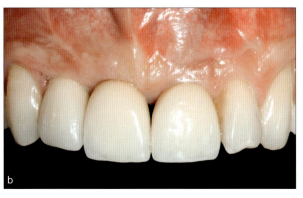

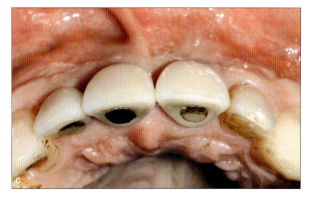

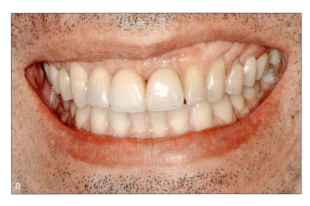

致谢

外科手术程序（髂嵴取骨）
Felipe Wildt do Canto，MD – Porto Alegre，RS，Brazil

修复程序
João Emilio Roehe Neto，DDS，Prosthetic Dentistry – Porto Alegre，RS，Brazil

技工室程序
PROTEM – Dental laboratory – Porto Alegre，RS，Brazil

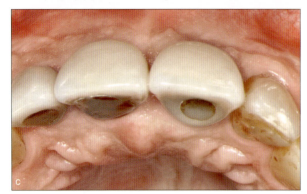

图 32a~c 2012 年 3 月，术后 6 年复诊时的临床表现

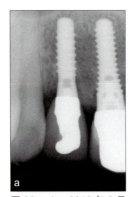
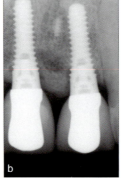

图 33a，b 2012 年 3 月，术后 6 年复诊时的根尖放射线片表现

表1 初诊的美学风险评估（ERA）

美学风险因素	低	中	高
健康状态	健康，免疫功能正常		免疫功能低下
吸烟习惯	没有吸烟	少量吸烟（＜10支／天）	大量吸烟（＞10支／天）
患者的美学期望值	低	中	高
唇线	低位	中位	高位
牙龈生物型	低弧线形，厚龈生物型	中弧线形，中厚龈生物型	高弧线形，薄龈生物型
牙冠形态	方圆形		尖圆形
位点感染情况	无	慢性	急性
邻牙牙槽嵴高度	到接触点≤5 mm	到接触点5.5~6.5 mm	到接触点≥7 mm
邻牙修复状态	无修复体		有修复体
缺牙间隙的宽度	单颗牙（≥7 mm） 单颗牙（≥5.5 mm）	单颗牙（＜7 mm） 单颗牙（＜5.5 mm）	两颗牙或两颗牙以上
软组织解剖	软组织完整		软组织缺损
牙槽嵴解剖	无骨缺损	水平向骨缺损	垂直向骨缺损

6.12 Le Fort Ⅰ型夹层骨移植和下颌三明治截骨行重度牙周炎患者颌面部重建

H. Terheyden

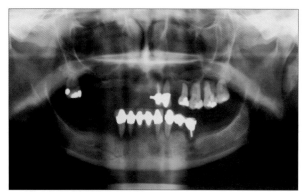

图1 曲面体层放射线片显示长期牙周炎导致牙齿不能保留。垂直向骨丧失达 6~8 mm

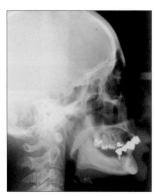

图2 头颅侧位片显示咬合垂直距离显著地减小

47岁女性患者，患有侵袭性牙周炎，10多年来一直行牙周干预治疗，她的全科牙医和牙周医生建议其接受骨增量和种植治疗。已计划拔除不能保留的患牙。患者表达了行种植体支持的固定修复和改善面下部美观的诉求。在牙医建议其行骨增量手术之后，患者同意去咨询颌面外科医生。

颌面外科医生检查发现患者口内所有剩余牙齿松动，患者对口内的可摘局部义齿的功能很不满意（图1，图2）。由于牙周病导致牙齿扇形移位并有咬合支持丧失，垂直向咬合距离明显降低。由于鼻唇沟、人中和颏唇沟加深，患者不满意其低矮面型。放射线检查显示下颌平均垂直骨丧失 6 mm，上颌为 8 mm。

患者的病史没有发现任何严重的系统性疾病或全身麻醉手术可能诱发的风险。患者不吸烟，牙周维护多年，有良好依从性和口腔卫生习惯。前期通过向私人牙医咨询，她对手术和可能达到的效果改善进行了解。患者牙齿问题对工作和咀嚼带来了一些影响和限制，患者期望改善现状。她也表达了在取骨之后尽快恢复休闲体育运动的愿望。医生为患者提供详细的费用估算，并获得患者同意。

与患者的私人牙医安排了一次会诊之后，同意实施如下治疗方案：

- 制作抬高垂直咬合距离的诊断蜡型
- 制作上下颌临时总义齿
- 拔除所有的剩余牙齿
- 即刻佩戴临时总义齿
- 拔牙手术后 4 个月：应用骨代用品和少量髂骨行骨增量手术来增加牙槽嵴垂直高度，下颌提高 6 mm，上颌提高 8 mm
- 骨增量手术后 4 个月：拆除骨固定材料，行牙种植手术
- 种植手术后 4 个月：手术暴露种植体，通过软组织手术改善附着黏膜组织
- 修复治疗
- 复诊

向患者详细说明常见风险和手术的不利影响，还包括术后行为要求、对日常活动的影响、其他的可选择的治疗方案（包括放弃治疗）、治疗费用估算等，患者同意并签署治疗同意书，同时与实施全麻的麻醉医生签署相应的治疗同意书。

在牙齿拔除后 4 个月的愈合期内，拔牙窝愈合迅速。下颌骨在节段性截骨之后必须进行强化。我们应该耐心等待，因为自发性骨再生的结果常常超出我们在初始放射片检查之后期望的效果（图 3，图 4）。

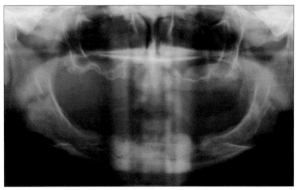

图 3　牙齿拔除后 4 个月拍摄曲面体层放射线片

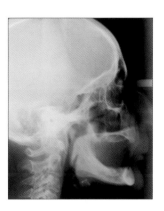

图 4　牙齿拔除后 4 个月拍摄头颅侧位片

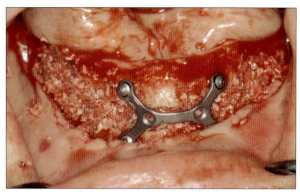

图 5 水平向三明治截骨，应用 Bio-Oss® 骨粉和 25% 髂骨的混合物充填夹层间隙之后行下颌手术。采取牙槽嵴顶白线处正中切口

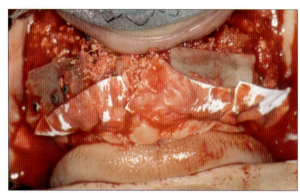

图 6 上颌经过双侧上颌窦黏膜准备和 Le Fort I 型截骨形成向下骨折和微量前移。Le Fort I 型截骨间隙应用 75%Bio-Oss® 骨粉和 25% 髂骨的混合物充填。额外的用两块髂骨骨块来骨增量和加强尖牙区的牙槽嵴（支柱原则）。Bio-Gide® 膜支持黏膜瓣

患者入院 5 天后进行骨增量手术。髂骨取骨和口腔内手术由两个团队实施进行，均在鼻插管全身麻醉下实施。采取一个 3 cm 短切口，于髂骨板内侧应用来复锯获取两块单层皮质骨块并用刮匙获取大约 10 cm³ 的松质骨。与此同时，上下颌同时行牙槽嵴正中切口，剥离分开上下颌的附着龈后精确暴露上下颌骨。在下颌，应用来复锯行水平向骨切开，仔细保护牙槽嵴顶部与舌侧组织的附着来保证截骨块的血运，此时将截骨块提高 6 mm 并用 X 形 2.0 mm 迷你钛板（Martin, Tuttlingen, Germany）固定。在下颌后部，附加 2 mm 定位螺钉来安全的固定截骨块。夹层间隙内充填 75% 大小为 1～2 mm 小牛骨颗粒（Bio-Oss®；Geistlich Biomaterials, Wolhusen, Switzerland）和 25% 磨碎的髂骨松质骨的混合物（图 5）。

然后在夹层间隙的表面覆盖可吸收胶原膜（Bio-Gide®；Geistlich Biomaterials），并缝合表层黏膜，缝线为 40 聚酰胺单丝线（Supramid®；Resorba, Nürnberg, Germany）。上颌应用金刚砂钻头行侧壁开窗，常规剥离上颌窦黏膜。提升起上颌窦底黏膜和鼻腔黏膜后，用先锋钻（Lindemann 钻头）切断上颌尖牙支柱。Masing 骨凿应用于鼻道侧壁，骨嵴凿应用于鼻嵴，然后应用 Obwegeser 凿从翼突分离上颌形成向下的骨折。仔细分离和保存双侧腭大动脉之后，小心松动上颌骨，轻轻向前，提升高度 8 mm，用两个 L 形 2 mm 迷你钛板和 5 mm 骨钉固定。应用同下颌相同的移植混合材料充填夹层间隙和上颌窦底。总共应用 10 g 骨代用品。仅于上颌采取额外的骨移植，于尖牙位点放置两块髂骨，由此加强这些区域萎缩的颌骨，并用坚实的骨块桥接夹层间隙（图 6）。

在上颌，将 Bio-Gide® 生物膜覆盖于移植物表面并缝合。术后 4 天出院，患者使用拐杖可以自由地活动，对其四肢的承载能力没有任何影响。6 周之后，患者可以无痛地行走并开始休闲体育活动。允许患者佩戴可摘义齿，但不能用来咀嚼，保持软质饮食。垂直高度保持稳定（图 7，图 8）。

4 个月之后，在门诊全身麻醉下拆除骨固定材料。依照最初的程序，利用临时义齿上的钻孔导向，于上颌植入 8 颗柱状种植体（长度 11～13 mm；Camlog，Wimsheim，Germany），下颌植入 6 颗（图 9，图 10）。

在下颌右侧第一磨牙位点需要少量的二次骨移植，我们应用颏部区域获取的一部分骨和 Bio-Gide® 生物膜。所获得的骨增量是充足的，保证按钻针导向获得平行的种植体位置，因为平行的修复体轴向有利于修复和技工室程序。

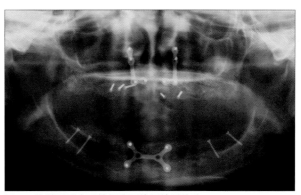

图 7 骨增量手术后拍摄曲面体层放射线片

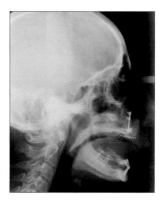

图 8 骨增量手术后拍摄头颅侧位片

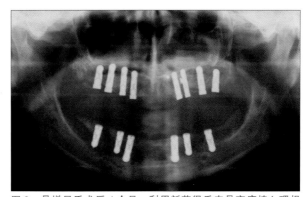

图 9 骨增量手术后 4 个月，利用新获得垂直骨高度植入理想长度的种植体

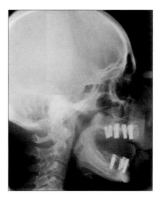

图 10 种植手术后拍摄头颅侧位片

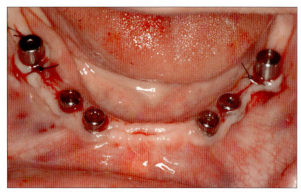

图 11　下颌种植体暴露之后。保守的牙槽嵴正中切口，在种植体两侧均有相同体积的天然附着黏膜。不需要进行软组织移植或口腔前庭成形术

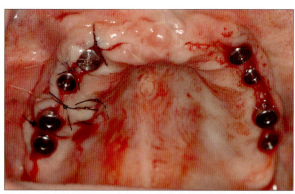

图 12　保守的牙槽嵴正中切口，在种植体颊侧有充足的天然附着黏膜。不需要进行软组织移植或口腔前庭成形术

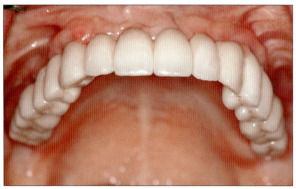

图 13　上颌固定修复体（氧化锆基底）

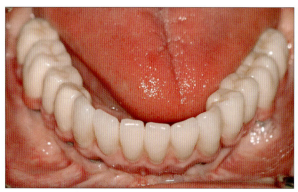

图 14　下颌可摘修复体（氧化锆基底）

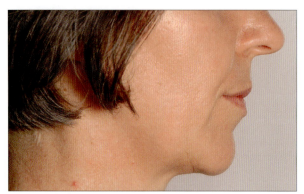

图 15　唇部轮廓和面下 1/3 自然的侧貌

　　4 个月愈合期之后，再次采取相同的牙槽嵴顶正中切口暴露种植体。由于一开始就设计的与种植体相匹配，每颗种植体均被附着龈所包绕（图 11，图 12）。13 位点发现黏膜较薄，因此，实施附加的 1 cm×1 cm 上皮下结缔组织移植来增厚软组织。

　　再愈合 4 个月之后，在相关的诊所开始修复治疗程序（Dr. Beata Simon, Hamburg, Germany）。上下颌均佩戴氧化锆基底的固定修复体（图 13，图 14）

　　在修复体试戴期间，认为最初获得的垂直骨高度不太充足。患者要求增加更大的垂直高度，采取附加人工牙龈的下颌修复体设计。在佩戴最终修复体之后，恢复患者的下部面型至自然和年轻的外观（图 15）。

按照预定的复诊程序，截止到报道本病例时，患者已经随访了8年（图16，图17）。修复体持续完全行使功能，患者没有任何不舒服，未要求修改修复体。除了在上一次复查时发现在左侧第二磨牙种植牙位点探诊时有少量出血，无其他不利的牙周表现。经过局部清洁和消毒之后，位点愈合良好。

讨论

应用修复的手段是修正因牙周病导致的垂直骨高度丧失的方法之一，包括选择长的牙冠和人工牙龈，鞍形修复体，或可摘覆盖义齿。另外的策略，如本病例所展示的，是通过手术的方法来重建缺失的组织结构。

对于该患者，垂直骨增量有几个优点，其中之一是实现上颌前部短牙冠从附着黏膜中穿出这种自然的表现。相对于选择使用可摘义齿，固定修复体在技术上更简单，并可用全瓷修复体来完成上部结构。所有这些会使患者更易接受骨增量治疗的手术和经济意义。

相对于传统的垂直骨增量技术，如外置法骨移植或者引导骨再生（GBR），夹层骨移植是一个有趣的方案。这并非是新的概念，夹层骨移植已经表现为极好的长期效果（Nyström et al, 2009；Chiapasco et al, 2009）——最早的上下颌骨使用"三明治骨成形术"报告要追溯于 Bell 及其同事（1977）和 Schettler（1976）。本病例的创新之处是 Le Fort I 型截骨联合上颌窦底提升术。保留完整的上颌窦黏膜制造了一个将上颌窦和鼻腔隔绝的用来充填颗粒状移植材料的充足空间。

本病例的另外一个创新方面是使用了骨代用品来充填夹层空间。从生物学的角度，外置法植骨或 GBR 仅涉及移植骨和有活力骨的单侧接触，然而夹层骨移植中充填移植骨与骨髓腔的接触是双面的，血管和骨细胞形成的新骨有利于并加速移植骨的骨结合。事实上，如同我们在本病例中观察到的，有间隙的夹层状况可以减小对髂骨块移植物的需要，这会提高患者的接受度以及减少手术供区位点的创伤。

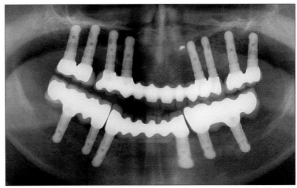

图16 术后1年复诊拍摄曲面体层放射线片。可见稳定的种植体周围骨水平，无垂直骨增量表现

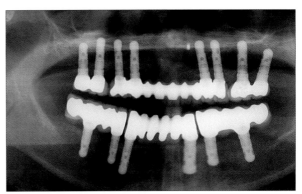

图17 术后8年复诊拍摄曲面体层放射线片，依然稳定的种植体周围骨水平，无垂直骨增量表现

夹层技术主要的临床优点是软组织仍然附着于口内的骨块上。结果就是，种植体穿龈所需要的附着黏膜仍位于牙槽嵴顶，相对于外置法骨移植而言，也减少了附加软组织手术的必要。

随着时间延长，在无牙牙槽嵴行垂直向的外置法骨移植更易发生骨高度的吸收，偶尔会有不可预期的结果（Chiapasco et al, 2009）。事实是，在夹层中的骨移植物比外置法骨移植保护得更好，且增加了它们的稳定性。另外，至少在口腔舌侧不需要从覆盖的骨块上分离软组织，这会减少表面的骨吸收。在本病例中直到最后夹层骨移植术后8年稳定的骨高度依然存在。

致谢

复诊时的修复程序

Beata Simon，Dr med dent - Hamburg，Germany

7 并发症处理

H. Terheyden

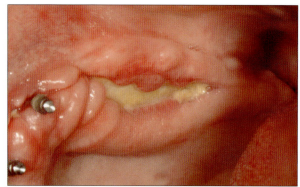

图 1a 骨增量手术 2 周之后创口裂开暴露髂骨移植物。患者无任何组织疼痛

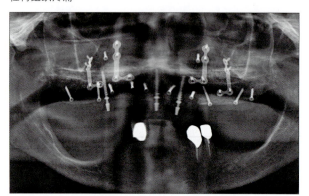

图 1b Le Fort I 型截骨联合髂骨行外置法骨移植

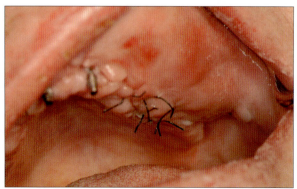

图 1c 经过补救性手术的组织瓣和再次缝合后的临床表现

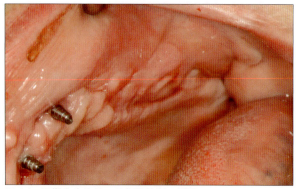

图 1d 远期愈合良好。无复发性创口裂开

在 SAC 分类标准中，骨增量程序通常被认为是"复杂"或"高度复杂"。任何在萎缩牙槽嵴实施的大范围手术对技术都有较高要求，不仅仅是对手术医生，更是对整个临床团队。对于实施这种类型的复杂程序，需要一个系统有序的临床步骤，并且患者需要理解并接受治疗团队给出的治疗建议。

任何复杂的手术程序必须经过合适的病例评估，包括仔细询问患者的病史及准确的诊断。风险管理的第一步必须包含对患者总体健康状况的评估，可能需要内科医生会诊，然后是经整个临床团队商讨合适的手术计划。

患者在未获得必要的信息之前是不会签署知情同意书的，这些必要的信息包括典型的风险和常见的潜在并发症的种类，常见后遗症（如不能工作、饮食限制，以及对术后行为的要求）和费用估算。

种植手术为择期手术。因此，种植程序应该安排在理想的时间和合适的环境中。应用合适的材料和手术工具，并且在无菌环境中进行种植。医生应提供给患者一份药物清单和术后行为建议，不给误解留下任何空间。也需要起草一个系统的术后护理计划以及对突发事件的预防机制。

软组织裂开

涉及骨增量手术的一个相对常见的并发症是移植物上方的软组织裂开（图 1a～b）。其潜在危害是暴露移植物和固位钉于污染的口腔环境中，可能导致移植材料丧失。

组织瓣边缘的缝线松脱并非说明已经形成了创口感染。创口边缘的结缔组织胶原在酶促降解和新合成的成纤维细胞作用下会发生持续的转化。在创口愈合早期呈现出生理性炎症反应，通过中性粒细胞所产生的蛋白水解酶的作用，这个平衡可能转变。显然，创口严重的细菌接种增加了中性粒细胞反应。组织瓣坏死可能是由于干扰动脉灌注的因素所导致；例如组织瓣张力，缝合过紧，或者点状压力（如骨块锐利的边缘）。

对于任何形式的组织瓣裂开或坏死，手术医生的反应应该是应用像聚维酮碘之类的无毒防腐剂清洗创口并考虑系统性抗生素治疗。如果扪诊无疼痛以及创口无脓性分泌物表明无明显的感染形成，可重新翻开软组织瓣后再次缝合，覆盖移植物表面。这种处理往往可以成功并可能抢救骨移植物（图1a ~ d）。明显的感染应该通过引流和局部消毒治疗进行处理。如果发生难治的感染，可能需要移除移植物，同时，通过再次的愈合至少可以部分挽救暴露的移植物。

髂嵴取骨

获取任何形式的自体骨移植物可能会涉及供区位点相关的并发症，不论是术中还是术后。髂嵴取骨程序可能的术中并发症包括骨折、腹腔穿孔或失血，另外有损伤生殖股神经后的典型并发症。术后并发症包括已被熟知的步态障碍、疼痛以及在侧大腿区域感觉障碍。对于超过4周持续的步态痛苦应该怀疑髂翼的晚期骨折，并通过放射线进行排除。

口内取骨

在口内取骨和骨增量手术中，血管或神经损伤和骨折虽然极其罕见，但仍是典型的术中风险。对邻近组织可能的损伤可能会影响牙齿和眶下，牙槽骨或舌神经。前部牙齿感觉和活力丧失已经被报道发生于19%的颏部取骨手术中（Cordaro et al, 2011a）。

另外，晚期的下颌骨病理性骨折可能发生于下颌侧部取骨数周并在承受较小的创伤之后。特别是对于骨质疏松的患者，在截骨手术设计时应尤其注意，并且给予合适的术后行为指导。在上颌实施的任何深部手术可能会导致鼻腔出血，偶尔也可能会非常严重。

严重并发症

极其少见和极其严重的并发症可能包括颅内和眶内穿孔，上颌手术后发生失明，以及全身或颅内感染。另外值得注意的是，气道开放下的呼吸衰竭是一种潜在的继发于血液流入口底或者舌部或喉区的过敏性肿胀导致的结果。最后，与牙种植治疗相关的手术操作常常会发生手术器械或材料吞咽或误吸的可能。

8 结 论

L. Cordaro, H. Terheyden

本书是"口腔种植临床指南"系列丛书的一部分，由国际口腔种植学会（ITI）引入，为从业者提供在特殊临床情况下所需的信息来设计和实施种植修复治疗的方案。

本卷作者力求为大家提供在种植手术准备阶段有关牙槽嵴骨增量程序的、综合的、循证的信息。如第 2 章所讨论的，文献中可见大量的研究报道骨增量技术的结果，但是很少有作者将最初的骨缺损特点告知读者。基于最近的信息主体，几乎不能派生出决策树或者一个原则来指导从业者在特殊临床情况下决定采取何种特殊的手术方式。

大多数应用于种植手术前期准备阶段的牙槽骨缺损重建的手术技术在本书中已经被广泛讨论。应该注意概括出牙槽骨增量的原则和适应证。

作者选择了多个临床病例报告来阐述口腔种植领域中 ITI 拥护者的治疗理念。这些报道所表现的程序已经被世界范围内的 ITI 会员所实施。尽管包含了一些萎缩无牙颌的病例，大多数病例展示是处理牙列缺损的情况，反映出当今牙科诊所的临床现实。

治疗概念已经被清楚地概述。当需要在骨皮质外侧进行骨增量时应该采取分阶段的重建程序，当邻近骨组织可以为软组织提供支持并且在移植物愈合过程中不需要一个主要的空间维持作用时可以采取同期重建程序。一些技术虽然已经被提及，比如骨劈开／扩张或牵张成骨技术，但是由于其非常复杂以及技术敏感性，在实施这些技术时应该有专门的有相当经验的手术团队进行指导。

口内和口外取骨技术的适应证以及这些方法的局限性已经在本书中提出并进行了讨论。

牙槽骨大量缺损对于世界范围内的种植医生仍然是一个主要的挑战。虽然口腔种植学为一些临床情况提供了循证的解决方案，但伴有严重骨丧失的复杂或高度复杂病例会要求手术医生在多种手术方案和不同材料之间做出选择。

ITI 在本卷治疗指南系列中努力为读者提供一种系统可靠并可预期的方法来进行牙槽骨重建手术。本卷所提供的信息包含了所有骨缺损类型的手术方案，使全科牙医与患者讨论可选择的骨重建方案成为可能。

9　参考文献

参考文献按以下顺序列出：（1）第一作者或唯一作者的姓；（2）出版年份。

Acocella A, Bertolai R, Colafranceschi M, Sacco R. Clinical, histological and histomorphometric evaluation of the healing of mandibular ramus bone block grafts for alveolar ridge augmentation before implant placement. J Craniomaxillofac Surg. 2010 Apr; 38(3): 222–230.

Adell R, Lekholm U, Gröndahl K, Brånemark PI, Lindström J, Jacobsson M. Reconstruction of severely resorbed edentulous maxillae using osseointegrated fixtures in immediate autogenous bone grafts. Int J Oral Maxillofac Implants. 1990 Fall; 5(3): 233–246.

Aghaloo TL, Moy PK. Which hard tissue augmentation techniques are the most successful in furnishing bony support for implant placement? Int J Oral Maxillofac Implants. 2007; 22 Suppl: 49–70.

Al-Nawas B, Brägger U, Meijer HJ, Naert I, Persson R, Perucchi A, Quirynen M, Raghoebar GM, Reichert TE, Romeo E, Santing HJ, Schimmel M, Storelli S, ten Bruggenkate C, Vandekerckhove B, Wagner W, Wismeijer D, Müller F. A double-blind randomized controlled trial (RCT) of titanium-13 zirconium versus titanium grade IV small-diameter bone level implants in edentulous mandibles—results from a 1-year observation period. Clin Implant Dent Relat Res. 2012 Dec; 14(6): 896–904.

Anderson JM, Rodriguez A, Chang DT: Foreign body reaction to biomaterials. Semin Immunol. 2008 Apr; 20(2): 86–100.

Anitua E, Begoña L, Orive G. Clinical Evaluation of Split-Crest Technique with Ultrasonic Bone Surgery for Narrow Ridge Expansion: Status of Soft and Hard Tissues and Implant Success. Clin Implant Dent Relat Res. 2011 (Apr); 15(2): 176–187.

Annibali S, Cristalli MP, Dell'Aquila D, Bignozzi I, La Monaca G, Pilloni A. Short dental implants: a systematic review. J Dent Res. 2012 Jan; 91(1): 25–32.

Antoun H, Sitbon JM, Martinez H, Missika P. A prospective randomized study comparing two techniques of bone augmentation: onlay graft alone or associated with a membrane. Clin Oral Implants Res. 2001 Dec; 12(6): 632–639.

Araújo MG, Lindhe J.: Dimensional ridge alterations following tooth extraction. An experimental study in the dog. J Clin Periodontol. 2005 Feb; 32(2): 212–218.

Atieh MA, Zadeh H, Stanford CM, Cooper LF. Survival of short dental implants for treatment of posterior partial edentulism: a systematic review. Int J Oral Maxillofac Implants. 2012 Nov–Dec; 27(6): 1323–1331.

Augthun M, Yildirim M, Spiekermann H, Biesterfeld S. Healing of bone defects in combination with immediate implants using the membrane technique. Int J Oral Maxillofac Implants 1995 Jul–Aug; 10(3): 421–428.

Axhausen G. Histologische Untersuchungen über Knochentransplantationen am Menschen. [Histological studies of bone grafts in humans.] Deutsche Zeitschrift für Chirurgie. 1908 Dec; 91(3–4): 388–428.

Bahat O, Fontanessi RV. Efficacy of implant placement after bone grafting for three-dimensional reconstruction of the posterior jaw. Int J Periodontics Restorative Dent. 2001 Jun; 21(3): 220–231.

Barone A, Santini S, Sbordone L, Crespi R, Covani U. A clinical study of the outcomes and complications associated with maxillary sinus augmentation. Int J Oral Maxillofac Implants. 2006 Jan–Feb; 21(1): 81–85.

Barone A, Ricci M, Mangano F, Covani U. Morbidity associated with iliac crest harvesting in the treatment of maxillary and mandibular atrophies: a 10-year analysis. J Oral Maxillofac Surg. 2011 Sep; 69(9): 2298–2304.

Barter S, Stone P, Brägger U. A pilot study to evaluate the success and survival rate of titanium-zirconium implants in partially edentulous patients: results after 24 months of follow-up. Clin Oral Implants Res. 2012 Jul; 23(7): 873–881.

Becker J, Al-Nawas B, Klein MO, Schliephake H, Terheyden H, Schwarz F. Use of a new cross-linked collagen membrane for the treatment of dehiscence-type defects at titanium implants: a prospective, randomized-controlled double-blinded clinical multicenter study. Clin Oral Implants Res. 2009 Jul; 20(7): 742–749.

Bell WH, Buche WA, Kennedy JW 3rd, Ampil JP. Surgical correction of the atrophic alveolar ridge. A preliminary report on a new concept of treatment. Oral Surg Oral Med Oral Pathol. 1977 Apr; 43(4):

485–498.

Blanco J, Alonso A, Sanz M. Long-term results and survival rate of implants treated with guided bone regeneration: a 5-year case series prospective study. Clin Oral Implants Res. 2005 Jun; 16(3): 294–301.

Blus C, Szmukler-Moncler S. Split-crest and immediate implant placement with ultra-sonic bone surgery: a 3-year life-table analysis with 230 treated sites. Clin Oral Implants Res. 2006 Dec; 17(6): 700–707.

Bonewald LF. The amazing osteocyte. J Bone Miner Res. 2011 Feb; 26(2): 229–238.

Bornstein M, Cionca N, Mombelli A. Systemic Conditions and Treatments as Risks for Implant Therapy. Int J Oral Maxillofac Implants. 2009; 24 (Suppl): 12–27.

Bosshardt D, Hjørting-Hansen E, Buser D. The fate of the autogenous bone graft. Forum Implantologicum. 2009; 5(1): 4–11.

Bosshard D, Schenk R. Biologic basis of bone regeneration. In: Buser D (ed.). 20 years of guided bone regeneration in implant dentistry, 2nd ed. Chicago: Quintessence; 2010.

Braut V, Bornstein MM, Lauber R, Buser D. Bone dimensions in the posterior mandible – a retrospective radiographic study using cone beam computed tomography. Part A: Analysis of the dentate sites. Int J Periodont Restorative Dent. 2012 Apr; 32(2): 175–184.

Burchardt H, Enneking WF. Transplantation of bone. Surg Clin North Am. 1978 Apr; 58 (2): 403–427.

Burchardt H. The biology of bone graft repair. Clin Orthop Relat Res. 1983 Apr; (174): 28–42.

Buser D, Brägger U, Lang NP, Nyman S. Regeneration and enlargement of jaw bone using guided tissue regeneration. Clin Oral Implants Res 1990 Dec; 1(1): 22–32.

Buser D, Dula K, Belser U, Hirt HP, Berthold H. Localized ridge augmentation using guided bone regeneration. I. Surgical procedure in the maxilla. Int J Periodontics Restorative Dent 1993; 13(1): 29–45.

Buser D, Dula K, Belser UC, Hirt HP, Berthold H. Localized ridge augmentation using guided bone regeneration. II. Surgical procedure in the mandible. Int J Periodont Rest Dent. 1995 Feb; 15(1): 13–29.

Buser D, Dula K, Hirt HP, Schenk RK. Lateral ridge augmentation using autografts and barrier membranes: a clinical study with 40 partially edentulous patients. J Oral Maxillofac Surg. 1996 Apr; 54(4): 420–432; discussion 432–433.

Buser D, Mericske-Stern R, Bernard JP, Behneke A, Behneke N, Hirt HP, Belser UC, Lang NP. Long-term evaluation of non-submerged ITI implants. Part 1: 8-year life table analysis of a prospective multi-center study with 2359 implants. Clin Oral Implants Res. 1997 Jun; 8(3): 161–172.

Buser D, Ingimarsson S, Dula K, Lussi A, Hirt HP, Belser UC. Long-term stability of osseointegrated implants in augmented bone: a 5-year prospective study in partially edentulous patients. Int J Periodontics Restorative Dent. 2002 Apr; 22(4): 109–117.

Buser D, Martin W, Belser UC. Optimizing esthetics for implant restorations in the anterior maxilla: Anatomic and surgical considerations. Int J Oral Maxillofac Implants. 2004; 19(suppl): 43–61.

Buser D, Chen ST, Weber HP, Belser UC. The concept of early implant placement following single tooth extraction in the esthetic zone: Biologic rationale and surgical procedures. Int J Periodont Rest Dent. 2008 Oct; 28(5): 440–451.

Buser D. Implant placement with simultaneous guided bone regeneration: Selection of biomaterials and surgical principles. In: Buser D (ed): 20 years of guided bone regeneration in implant dentistry. 2nd ed. Chicago: Quintessence; 2009: 123–152.

Çakur B, Dağistan S, Miloğlu Ö, Bilge M. Nonsyndromic oligodontia in permanent dentition: three siblings. The Internet Journal of Dental Science. 2006; 3(2). Retrieved 1 Nov 2011.

Carpio L, Loza J, Lynch S, Genco R. Guided bone regeneration around endosseous implants with anorganic bovine bone mineral. A randomized controlled trial comparing bioabsorbable versus non-resorbable barriers. J Periodontol. 2000 Nov; 71(11): 1743–1749.

Casentini P, Wismeijer D, Chiapasco M: Treatment options for the edentulous arch. In: Wismeijer D, Casentini P, Gallucci G, Chiapasco M (eds). Loading protocols in implant dentistry – edentulous patients. ITI Treatment Guide, Vol 4 Berlin: Quintessence; 2010: 45–56.

Castagna L, Polido WD, Soares LG, Tinoco EM. Tomographic evaluation of iliac crest bone grafting and the use of immediate temporary implants to the atrophic maxilla. Int Oral Maxillofac Surg. 2013 Sep; 42(9): 1067–1072.

Cawood JI, Howell RA. A classification of the edentulous jaws. Int J Oral Maxillofac Surg. 1988 Aug; 17(4): 232–236.

Chaushu G, Blinder D, Taicher S, Chaushu S. The effect of precise reattachment of the mentalis muscle on the soft tissue response to genioplasty. J Oral Maxillofac Surg. 2001 May; 59(5): 510–516; discussion 517.

Chen S, Buser D. Recommendations for selecting the treatment approach. In: Buser D, Wismeijer D, Belser UC (eds): Implant placement in post-extraction sites: Treatment options. ITI Treatment Guide, Vol 3. Berlin: Quintessence; 2008: 38–42, 2008.

Chen ST, Buser D. Clinical and esthetic outcomes of implants placed in postextraction sites. Int J Oral Maxillofac Implants 2009; 24 Suppl: 186–217.

Chiapasco M, Abati S, Romeo E, Vogel G. Clinical outcome of autogenous bone blocks or guided bone regeneration with e-PTFE membranes for the reconstruction of narrow edentulous ridges. Clin Oral Implants Res. 1999 Aug; 10(4): 278–288.

Chiapasco M, Consolo U, Bianchi A, Ronchi P. Alveolar distraction osteogenesis for the correction of vertically deficient edentulous ridges: a multicenter prospective study on humans. Int J Oral Maxillofac Implants. 2004 May–Jun; 19(3): 399–407.

Chiapasco M, Ferrini F, Casentini P, Accardi S, Zaniboni M. Dental implants placed in expanded narrow edentulous ridges with the Extension Crest device. A 1–3-year multicenter follow-up study. Clin Oral Implants Res. 2006 Jun; 17(3): 265–272. (a)

Chiapasco M, Zaniboni M, Boisco M. Augmentation procedures for the rehabilitation of deficient edentulous ridges with oral implants. Clin Oral Implants Res. 2006 Oct; 17 Suppl 2: 136–159. (b)

Chiapasco M, Brusati R, Ronchi P. Le Fort I osteotomy with interpositional bone grafts and delayed dental implants for the rehabilitation of extremely atrophied maxillae: a 1–9-year clinical follow-up study on humans. Clin Oral Implants Res. 2007 Feb; 18(1): 74–85. (a)

Chiapasco M, Zaniboni M, Rimondini L. Autogenous onlay bone grafts vs. alveolar distraction osteogenesis for the correction of vertically deficient edentulous ridges: a 2–4-year prospective study on humans. Clin Oral Implants Res. 2007 Aug; 18(4): 432–440. (b)

Chiapasco M, Casentini P, Zaniboni M. Bone augmentation procedures in implant dentistry. Int J Oral Maxillofac Implants. 2009; 24 Suppl: 237–259.

Chiapasco M, Casentini P, Zaniboni M, Corsi E. Evaluation of peri-implant bone resorption around Straumann Bone Level implants placed in areas reconstructed with autogenous vertical onlay bone grafts. Clin Oral Implants Res. 2012 Sep; 23(9): 1012–1021.(a)

Chiapasco M, Casentini P, Zaniboni M, Corsi E, Anello T. Titanium-zirconium alloy narrow-diameter implants (Straumann Roxolid®) for the rehabilitation of horizontally deficient edentulous ridges: prospective study on 18 consecutive patients. Clin Oral Implants Res. 2012 Oct; 23(10): 1136–1141. (b)

Chiapasco M, Autelitano L, Rabbiosi D, Zaniboni M. The role of pericranium grafts in the reduction of postoperative dehiscences and bone resorption after reconstruction of severely deficient edentulous ridges with autogenous onlay bone grafts. Clin Oral Implants Res. 2013 Jun; 24(6): 679–687.

Clavero J, Lundgren S. Ramus or chin grafts for maxillary sinus inlay and local onlay augmentation: Comparison of donor site morbidity and complications. Clin Implant Dent Relat Res. 2003; 5: 154–160.

Colella G, Cannavale R, Pentenero M, Gandolfo S. Oral implants in radiated patients: a systematic review. Int J Oral Maxillofac Implants. 2007 Jul–Aug; 22(4): 616–622.

Cordaro L, Amadé DS, Cordaro M. Clinical results of alveolar ridge augmentation with mandibular block bone grafts in partially edentulous patients prior to implant placement. Clin Oral Implants Res. 2002; 13: 103–111.

Cordaro L. Bilateral simultaneous augmentation of the maxillary sinus floor with particulated mandible. Report of a technique and preliminary results. Clin Oral Implants Res. 2003 Apr; 14(2): 201–206.

Cordaro L, Torsello F, Accorsi Ribeiro C, Liberatore M, Mirisola di Torresanto V. Inlay-onlay grafting for three-dimensional reconstruction of the posterior atrophic maxilla with mandibular bone. Int J Oral Maxillofac Surg. 2010 Apr; 39(4): 350–357.

Cordaro L, Torsello F, Miuccio MT, di Torresanto VM, Eliopoulos D. Mandibular bone harvesting for alveolar reconstruction and implant placement: subjective and objective cross-sectional evaluation of donor and recipient site up to 4 years. Clin Oral Implants Res. 2011 Nov; 22(11): 1320–1326. (a)

Cordaro L, Torsello F, Morcavallo S, di Torresanto VM. Effect of bovine bone and collagen membranes on healing of mandibular bone blocks: a prospective randomized controlled study. Clin Oral Implants Res. 2011 Oct; 22(1): 1145–1150. (b)

Cordaro L, Boghi F, Mirisola di Torresanto V, Torsello F. Reconstruction of the moderately atrophic edentulous maxilla with mandibular bone grafts. Clin Oral Impl Res. 2012 Jul 13. [Epub ahead of print] (a)

Cordaro L, Torsello F, Chen S, Ganeles J, Brägger U, Hämmerle C. Implant-supported single tooth restoration in the aesthetic zone: transmucosal and submerged healing provide similar outcome when simultaneous bone augmentation is needed. Clin Oral Implants Res. 2012 Jun 15. [Epub ahead of print] (b)

Dahlin C, Sennerby L, Lekholm U, Linde A, Nyman S. Generation of new bone around titanium implants using a membrane technique: An experimental study in rabbits. Int J Oral Maxillofac Implants. 1988 Spring; 4(1): 19–25.

Dahlin C, Sennerby L, Lekholm U, Linde A, Nyman S. Generation of new bone around titanium implants using a membrane technique: an experimental study in rabbits. Int J Oral Maxillofac Implants. 1989 Spring; 4(1): 19–25.

Dahlin C, Gottlow J, Linde A, Nyman S. Healing of maxillary and mandibular bone defects using a membrane technique. An experimental study in monkeys. Scand J Plast Reconstr Surg Hand Surg. 1990; 24(1): 13–19.

Dahlin C, Lekholm U, Becker W, Becker B, Higuchi K, Callens A, van Steenberghe D. Treatment of fenestration and dehiscence bone defects around oral implants using the guided tissue regeneration technique: a prospective multicenter study. Int J Oral Maxillofac Implants. 1995 May–Jun; 10(3): 312–318.

Dahlin C, Lekholm U, Becker W, Becker B, Higuchi K, Callens A, van Steenberghe D. Treatment of

fenestration and dehiscence bone defects around oral implants using the guided tissue regeneration technique: a prospective multicenter study. Int J Oral Maxillofac Implants. 1995 May–Jun; 10(3): 312–318.

Dahlin C, Simion M, Hatano N. Long-term follow-up on soft and hard tissue levels following guided bone regeneration treatment in combination with a xenogeneic filling material: a 5-year prospective clinical study. Clin Implant Dent Relat Res. 2010 Dec; 12(4): 263–270.

De Boever AL, De Boever JA. Guided bone regeneration around non-submerged implants in narrow alveolar ridges: a prospective long-term clinical study. Clin Oral Implants Res. 2005 Oct; 16(5): 549–556.

De Santis D, Trevisiol L, D'Agostino A, Cucchi A, De Gemmis A, Nocini PF. Guided bone regeneration with autogenous block grafts applied to Le Fort I osteotomy for treatment of severely resorbed maxillae: a 4- to 6-year prospective study. Clin Oral Implants Res. 2012 Jan; 23(1): 60–69.

Dietrich U, Lippold R, Dirmeier T, Beneke N, Wagner W. Statistische Ergebnisse zur Implantatprognose am Beispiel von 2017 IMZ-Implantaten unterschiedlicher Indikation der letzten 13 Jahre. Zeitschrift für zahnärztliche Implantologie. 1993; 9: 9–18.

Donos N, Kostopoulos L, Karring T. Alveolar ridge augmentation using a resorbable copolymer membrane and autogenous bone grafts. An experimental study in the rat. Clin Oral Implants Res. 2002 Apr; 13(1): 203–213.

Donovan MG, Dickerson NC, Hanson LJ, Gustafson RB. Maxillary and mandibular reconstruction using calvarial bone grafts and Branemark implants: a preliminary report. J Oral Maxillofac Surg 1994 Jun; 52(6): 588–594.

Edwards SP. Computer-assisted craniomaxillofacial surgery. Oral Maxillofac Surg North Am. 2010 Feb; 22(1): 117–134.

Ellis E 3rd, McFadden D. The value of a diagnostic setup for full fixed maxillary implant prosthetics. J Oral Maxillofac Surg. 2007 Sep; 65(9): 1764–1771.

Engelstad ME, Morse T. Anterior iliac crest, posterior iliac crest, and proximal tibia donor sites: a comparison of cancellous bone volumes in fresh cadavers. J Oral Maxillofac Surg. 2010 Dec; 68(12): 3015–3021.

Esposito M, Grusovin MG, Patel S, Worthington HV, Coulthard P. Interventions for replacing missing teeth: hyperbaric oxygen therapy for irradiated patients who require dental implants. Cochrane Database Syst Rev. 2008 Jan 23; (1) CD003603.

Esposito M, Cannizzaro G, Bozzoli P, Checchi L, Ferri V, Landriani S, Leone M, Todisco M, Torchio C, Testori T, Galli F, Felice P. Effectiveness of prophylactic antibiotics at placement of dental implants: a pragmatic multicentre placebo-controlled randomised clinical trial. Eur J Oral Implantol. 2010 Summer; 3(2): 135–143.

Fugazzotto PA. Success and failure rates of osseointegrated implants in function in regenerated bone for 6 to 51 months: a preliminary report. Int J Oral Maxillofac Implants. 1997 Jan–Feb; 12(1): 17–24.

Gaggl A, Schultes G, Karcher H. Vertical alveolar ridge distraction with prosthetic treatable distractors: a clinical investigation. Int J Oral Maxillofac Implants. 2000 Sep–Oct; 15(5): 701–710.

Gallucci G, Bernard JP, Belser U. Immediate loading of eight implants in the maxilla and six implants in the mandible and final restoration with three-unit and four-unit FDPs. In: Wismeijer D, Casentini P, Gallucci G, Chiapasco M (eds). Loading protocols in implant dentistry – edentulous patients. ITI Treatment Guide, Vol 4. Berlin: Quintessence; 2010: 177–186.

Geurs NC, Korostoff JM, Vassipulos PJ, Kang TH, Jeffcoat M, Kellar R, Reddy MS. Clinical and histological assessment of lateral alveolar ridge augmentation using a synthetic long-term bioresorbable membrane and an allograft. J Periodontol. 2008 Jul; 79(7): 1130–1140.

Gonzalez-Garcia R, Monje F, Moreno C. Alveolar split osteotomy for the treatment of the severe narrow ridge maxillary atrophy: a modified technique. Int J Oral Maxillofac Surg. 2011 Jan; 40(1): 57–64.

Gottlow J, Dard M, Kjellson F, Obrecht M, Sennerby L. Evaluation of a new titanium-zirconium dental implant: a biomechanical and histological comparative study in the mini pig. Clin Implant Dent Relat Res. 2012 Aug; 14(4): 538–545.

Grant BT, Amenedo C, Freeman K, Kraut RA. Outcomes of placing dental implants in patients taking oral bisphosphonates: A review of 115 cases. J Oral Maxillofac Surg. 2008 Feb; 66(2): 223–230.

Hämmerle CH, Lang NP. Single stage surgery combining transmucosal implant placement with guided bone regeneration and bioresorbable materials. Clin Oral Implants Res. 2001; 12: 9–18.

Hämmerle CH, Jung RE, Yaman D, Lang NP. Ridge augmentation by applying bioresorbable membranes and deproteinized bovine bone mineral: a report of twelve consecutive cases. Clin Oral Implants Res. 2008 Jan; 19(1): 19–25.

Heitz-Mayfield LJ, Huynh-Ba G. History of treated periodontitis and smoking as risks for implant therapy. Int J Oral Maxillofac Implants. 2009; 24 Suppl: 34–68.

Hürzeler MB, Kohal RJ, Naghshbandi J, Mota LF, Conradt J, Hutmacher D, Caffesse RG. Evaluation of a new bioresorbable barrier to facilitate guided bone regeneration around exposed implant threads. An experimental study in the monkey. Int J Oral Maxillofac Surg. 1998 Aug; 27(4): 315–320.

Isaksson S, Ekfeldt A, Alberius P, Blomqvist JE. Early results from reconstruction of severely atrophic (Class VI) maxillas by immediate endosseous implants in conjunction with bone grafting and Le Fort I osteotomy. Int J Oral Maxillofac Surg. 1993 Jun; 22(3): 144–148.

Jensen J, Sindet-Pedersen S. Autogenous mandibular bone grafts and osseointegrated implants for reconstruction of the severely atrophied maxilla: a preliminary report. J Oral Maxillofac Surg 1991 Dec; 49(12): 1277–1287.

Jensen OT, Cockrell R, Kuhlke L, Reed C. Anterior maxillary alveolar distraction osteogenesis: a prospective 5-year clinical study. Int J Oral Maxillofac Implants. 2002 Jan–Feb; 17(1): 52–68.

Jensen SS, Yeo A, Dard M, Hunziker E, Schenk R, Buser D. Evaluation of a novel biphasic calcium phosphate in standardized bone defects: a histologic and histomorphometric study in the mandibles of minipigs. Clin Oral Implants Res. 2007 Dec; 18(6): 752–760.

Jensen SS, Terheyden H. Bone augmentation procedures in localized defects in the alveolar ridge: clinical results with different bone grafts and bone-substitute materials. Int J Oral Maxillofac Implants. 2009; 24 Suppl: 218–236.

Johnston BC, Ma SS, Goldenberg JZ, Thorlund K, Vandvik PO, Loeb M, Guyatt GH. Probiotics for the prevention of Clostridium difficile-associated diarrhea: a systematic review and meta-analysis. Ann Intern Med. 2012 Dec; 157(12): 878–888.

Jung R, Haig GA, Thoma DS, Hämmerle CH. A randomized, controlled clinical trial to evaluate a new membrane for guided bone regeneration around dental implants. Clin Oral Implants Res. 2009 Feb; 20(2): 162–168.

Kahnberg KE, Nilsson P, Rasmusson L. Le Fort I osteotomy with interpositional bone grafts and implants for rehabilitation of the severely resorbed maxilla: a 2-stage procedure. Int J Oral Maxillofac Implants. 1999 Jul–Aug; 14(4): 571–578.

Karageorgiou V, Kaplan D. Porosity of 3D biomaterial scaffolds and osteogenesis. Biomaterials. 2005 Sep; 26(27): 5474–5491.

Katsuyama H, Jensen SS. Treatment options for sinus floor elevation. In: Chen S, Buser D, Wismeijer D (eds): Sinus floor elevation procedures. ITI Treatment Guide, Vol 5. Berlin: Quintessence; 2011: 33–57.

Kleinheinz J, Büchter A, Kruse-Lösler B, Weingart D, Joos U. Incision design in implant dentistry based on vascularization of the mucosa. Clin Oral Impl Res. 2005 Oct; 16(5): 518–523.

Kobayashi E, Matsumoto S, Doi H, Yoneyama T, Hamanaka H. Mechanical properties of the binary titanium-zirconium alloys and their potential for biomedical materials. J Biomed Mater Res. 1995 Aug; 29(8): 943–950.

Kumar MN, Honne T. Survival of dental implants in bisphosphonate users versus non-users: a systematic review. Eur J Prosthodont Restor Dent. 2012 Dec; 20(4): 159–162.

Langer B. Spontaneous in situ gingival augmentation. Int J Periodontics Restorative Dent. 1994 Dec; 14(6): 524–535.

Li KK, Stephens WL, Gliklich R. Reconstruction of the severely atrophic edentulous maxilla using Le Fort I osteotomy with simultaneous bone graft and implant placement. J Oral Maxillofac Surg. 1996 May; 54(5): 542–546.

Llambes F, Silvestre FJ, Caffesse R. Vertical guided bone regeneration with bioabsorbable barriers. J Periodontol. 2007 Oct; 78(10): 2036–2042.

Lorenzoni M, Pertl C, Polansky R, Wegscheider W. Guided bone regeneration with barrier membranes – a clinical and radiographic follow-up study after 24 months. Clin Oral Implants Res. 1999 Feb; 10(1): 16–23.

Lundgren S, Nyström E, Nilson H, Gunne J, Lindhagen O. Bone grafting to the maxillary sinuses, nasal floor and anterior maxilla in the atrophic edentulous maxilla. Int J Oral Maxillofac Surg. 1997 Dec; 26(6): 428–434.

Lundgren S, Sennerby L. Bone Reformation. Contemporary bone augmentation procedures in oral and maxillofacial implant surgery. Berlin: Quintessenz; 2008.

Lundgren S, Sjöström M, Nyström E, Sennerby L. Strategies in reconstruction of the atrophic maxilla with autogenous bone grafts and endosseous implants. Periodontol 2000; 2008; 47: 143–161.

Maiorana C, Beretta M, Salina S, Santoro F. Reduction of autogenous bone graft resorption by means of Bio-Oss coverage: a prospective study. Int J Periodontics Restorative Dent. 2005 Feb; 25(1): 19–25.

Marchetti C, Corinaldesi G, Pieri F, Degidi M, Piattelli A. Alveolar distraction osteogenesis for bone augmentation of severely atrophic ridges in 10 consecutive cases: a histologic and histomorphometric study. J Periodontol. 2007 Feb; 78(2): 360–366.

Mardas N, Kostopoulos L, Stavropoulos A, Karring T. Evaluation of a cell-permeable barrier for guided tissue regeneration combined with demineralized bone matrix. Clin Oral Implants Res. 2003 Dec; 14(6): 812–828.

Martin WC, Morton D, Buser D. Pre-operative analysis and prosthetic treatment planning in esthetic implant dentistry. In: Buser D, Belser UC, Wismeijer D (eds): ITI Treatment Guide, Vol 1: Single tooth replacement in the anterior maxilla. Berlin: Quintessenz; 2006: 9–24.

Marx RE. Pamidronate (Aredia) and zoledronate (Zometa) induced avascular necrosis of the jaws: A growing epidemic. J Oral Maxillofacial Surg. 2003 Sep; 61(9): 1115–1118.

McGrath CJ, Schepers SH, Blijdorp PA, Hoppenreijs TJ, Erbe M. Simultaneous placement of endosteal implants and mandibular onlay grafting for treatment of the atrophic mandible. A preliminary report. Int J Oral Maxillofac Surg. 1996 Jun; 25(3): 184–188.

Meijndert L, Raghoebar GM, Schupbach P, Meijer HJ, Vissink A. Bone quality at the implant site after reconstruction of a local defect of the maxillary anterior ridge with chin bone or deproteinised cancellous bovine bone. Int J Oral Maxillofac

Surg. 2005 Dec; 34(8): 877–884.

Merli M, Migani M, Esposito M. Vertical ridge augmentation with autogenous bone grafts: resorbable barriers supported by ostheosynthesis plates versus titanium-reinforced barriers. A preliminary report of a blinded, randomized controlled clinical trial. Int J Oral Maxillofac Implants. 2007 May–Jun; 22(3): 373–382.

Milinkovic I, Cordaro L. Are there specific indications for the different bone augmentation procedures? A systematic review. Int J Oral Maxillofac Surg. 2013 (submitted for publication).

Miron RJ, Hedbom E, Saulacic N, Zhang Y, Sculean A, Bosshardt DD, Buser D. Osteogenic potential of autogenous bone grafts harvested with four different surgical techniques. J Dent Res. 2011 Dec; 90(2): 1428–1433.

Misch CE. Bone classification, training keys to implant success. Dent Today. 1989 May; 8(4): 39–44.

Nemcovsky CE, Artzi Z, Moses O, Gelernter I. Healing of dehiscence defects at delayed-immediate implant sites primarily closed by a rotated palatal flap following extraction. Int J Oral Maxillofac Implants. 2000 Jul–Aug; 15(4): 550–558.

Neyt LF, De Clercq CA, Abeloos JV, Mommaerts MY. Reconstruction of the severely resorbed maxilla with a combination of sinus augmentation, onlay bone grafting, and implants. J Oral Maxillofac Surg. 1997 Dec; 55(12): 1397–1401.

Nissan J, Ghelfan O, Mardinger O, Calderon S, Chaushu G. Efficacy of cancellous block allograft augmentation prior to implant placement in the posterior atrophic mandible. Clin Implant Dent Relat Res. 2011 Dec; 13(4): 279–285.

Nkenke E, Schultze-Mosgau S, Radespiel-Tröger M, Kloss F, Neukam FW. Morbidity of harvesting of chin grafts: A prospective study. Clin Oral Implants Res. 2001; 12: 495–502.

Nyman S, Lang NP, Buser D, Brägger U. Bone regeneration adjacent to titanium dental implants using guided tissue regeneration: a report of two cases. Int J Oral Maxillofac Implants. 1990 Spring; 5(1): 9–14.

Nyman, SR, Lang NP. Guided tissue regeneration and dental implants. Periodontology 2000. 1994; 4: 109–118.

Nyström E, Nilson H, Gunne J, Lundgren S. Reconstruction of the atrophic maxilla with interpositional bone grafting/Le Fort I osteotomy and endosteal implants: an 11–16 year follow-up. Int J Oral Maxillofac Surg. 2009 Jan; 38(1): 1–6.

Oates TW. Bisphosphonates: a hindrance or a help? Int J Oral Maxillofac Implants, 2013 May–Jun; 28(3): 655–657.

Park SH, Lee KW, Oh TJ, Misch CE, Shotwell J, Wang HL. Effect of absorbable membranes on sandwich bone augmentation. Clin Oral Implants Res. 2008 Jan; 19 (1): 32–41.

Parodi R, Carusi G, Santarelli G, Nanni F. Implant placement in large edentulous ridges expanded by GBR using a bioresorbable collagen membrane. Int J Periodontics Restorative Dent. 1998 Jun; 18(3): 266–275.

Peleg M, Chaushu G, Blinder D, Taicher S. Use of lyodura for bone augmentation of osseous defects around dental implants. J Periodontol. 1999 Aug; 70(8): 853–860.

Proussaefs P, Lozada J. The use of intraorally harvested autogenous block grafts for vertical alveolar ridge augmentation: A human study. Int J Periodontics Restorative Dent. 2005; 25: 351–363.

Rachmiel A, Srouji S, Peled M. Alveolar ridge augmentation by distraction osteogenesis. Int J Oral Maxillofac Surg. 2001 Dec; 30(6): 510–517.

Raghoebar GM, Louwerse C, Kalk WW, Vissink A. Morbidity of chin bone harvesting. Clin Oral Implants Res. 2001; 12: 503–507.

Ramel CF, Wismeijer DA, Hämmerle CH, Jung RE: A randomized, controlled clinical evaluation of a synthetic gel membrane for guided bone regeneration around dental implants: clinical and radiologic 1- and 3-year results. Int J Oral Maxillofac Implants. 2012 Mar–Apr; 27(2): 435–441.

Reissmann DR, Dietze B, Vogeler M, Schmelzeisen R, Heydecke G. Impact of donor site for bone graft harvesting for dental implants on health-related and oral health-related quality of life. Clin Oral Implants Res. 2013 Jun; 24(6): 698–705.

Robiony M, Zorzan E, Polini F, Sembronio S, Toro C, Politi M. Osteogenesis distraction and platelet-rich plasma: combined use in restoration of severe atrophic mandible. Long-term results. Clin Oral Implants Res. 2008 Nov; 19(11): 1202–1210.

Rocchietta I. Fontana F. Simion, M. Clinical outcomes of vertical bone augmentation to enable dental implant placement: a systematic review. J Clin Periodontol. 2008; 35: 203–215.

Roccuzzo M, Ramieri G, Bunino M, Berrone S. Autogenous bone graft alone or associated with titanium mesh for vertical alveolar ridge augmentation: a controlled clinical trial. Clin Oral Implants Res. 2007 Jun; 18(3): 286–294.

Roccuzzo M, Wilson TG Jr.: A prospective study of 3 weeks' loading of chemically modified titanium implants in the maxillary molar region: 1-year results; Int J Oral Maxillofac Implants. 2009 Jan–Feb; 24(1): 65–72.

Sanz I, Garcia-Gargallo M, Herrera D, Martin C, Figuero E, Sanz M. Surgical protocols for early implant placement in post-extraction sockets: a systematic review. Clin Oral Implants Res. 2012 Feb; 23 Suppl 5: 67–79.

Scheerlinck LM, Muradin MS, van der Bilt A, Meijer GJ, Koole R, Van Cann EM. Donor site complications in bone grafting: comparison of iliac crest, calvarial, and mandibular ramus bone; Int J Oral Maxillofac Implants. 2013 Jan–Feb; 28(1): 222–227.

Schenk RK, Buser D, Hardwick WR, Dahlin C. Healing pattern of bone regeneration in membrane-protected defects. A histologic study in the canine mandible. Int J Oral Maxillofac Implants. 1994 Jan; 9(1): 13–29.

Schettler D. Sandwich-Technik mit Knorpeltransplantat zur Alveolarkammerhöhung im Unterkiefer. [Sandwich technique with cartilage transplant for raising the alveolar process in the lower jaw]. Fortschr Kiefer Gesichtschir. 1976; 20: 61–63.

Schratt HE, Regel G, Kiesewetter B, Tscherne H. HIV-Infektion durch kältekonservierte Knochentransplantate. [HIV infection caused by cold preserved bone transplants.] Unfallchirurg. 1996 Sep; 99(9): 679–684.

Schwartz-Arad D, Levin L. Intraoral autogenous block onlay bone grafting for extensive reconstruction of atrophic maxillary alveolar ridges. J Periodontol. 2005 Apr; 76(4): 636–641.

Sethi A, Kaus T. Maxillary ridge expansion with simultaneous implant placement: 5-year results of an ongoing clinical study. Int J Oral Maxillofac Implants. 2000 Jul–Aug; 15(4): 491–499.

Sethi A, Kaus T. Ridge augmentation using mandibular block bone grafts: Preliminary results of an ongoing prospective study. Int J Oral Maxillofac Implants. 2001 May–Jun; 16(3): 378–388.

Simion M, Jovanovic SA, Tinti C, Benfenati SP. Long-term evaluation of osseointegrated implants inserted at the time or after vertical ridge augmentation. A retrospective study on 123 implants with 1–5 years follow-up. Clin Oral Implants Res. 2001 Feb; 12(1): 35–45.

Simion M, Fontana F, Rasperini G, Maiorana C. Vertical ridge augmentation by expanded-polytetrafluoroethylene membrane and a combination of intraoral autogenous bone graft and deproteinized anorganic bovine bone (Bio Oss). Clin Oral Implants Res. 2007 Oct; 18(5): 620–629.

Simonds RJ. HIV transmission by organ and tissue transplantation. AIDS. 1993 Nov; 7 Suppl 2: S35–38.

Simonpieri A, Del Corso M, Sammartino G, Dohan Ehrenfest DM. The relevance of Choukroun's platelet-rich fibrin and metronidazole during complex maxillary rehabilitations using bone allograft. Part I: a new grafting protocol. Implant Dent. 2009 Apr; 18(2): 102–111.

Smolka W, Bosshardt DD, Mericske-Stern R, Iizuka T. Reconstruction of the severely atrophic mandible using calvarial split bone grafts for implant-supported oral rehabilitation. Oral Surg Oral Med Oral Pathol Oral Radiol Endod. 2006 Jan; 101(1): 35–42.

Sohn DS, Lee HJ, Heo JU, Moon JW, Park IS, Romanos GE. Immediate and delayed lateral ridge expansion technique in the atrophic posterior mandibular ridge. J Oral Maxillofac Surg. 2010 Sep; 68(9): 2283–2290.

Springer IN, Terheyden H, Geiss S, Härle F, Hedderich J, Açil Y. Particulated bone grafts – effectiveness of bone cell supply. Clin Oral Implants Res. 2004 Apr; 15(2): 205–212.

Steiner M, Ramp WK. Endosseous dental implants and the glucocorticoid-dependent patient. J Oral Implantol. 1990; 16(3): 211–217.

Stellingsma K, Slagter AP, Stegenga B, Raghoebar GM, Meijer HJ. Masticatory function in patients with an extremely resorbed mandible restored with mandibular implant-retained overdentures: comparison of three types of treatment protocols. J Oral Rehabil. 2005 Jun; 32(6): 403–410.

Stewart RE, Witkop Jr CJ, Bixler D. The dentition and anomalies of tooth size, form, structure, and eruption. In: Stewart RE, Barber TK, Troutman KC, Wei SHY, eds. Pediatric Dentistry: Scientific Foundations of Clinical Procedures. 1st ed. St. Louis: CV Mosby; 1982: 87–109.

Stoelinga PJ, Slagter AP, Brouns JJ. Rehabilitation of patients with severe (Class VI) maxillary resorption using Le Fort I osteotomy, interposed bone grafts and endosteal implants: 1–8 years follow-up on a two-stage procedure. Int J Oral Maxillofac Surg. 2000 Jun; 29(3): 188–193.

Sun HL, Huang C, Wu YR, Shi B. Failure rates of short (≤ 10 mm) dental implants and factors influencing their failure: a systematic review. Int J Oral Maxillofac Implants. 2011 Jul–Aug; 26(4): 816–825.

Tan WC, Ong M, Han J, Mattheos N, Pjetursson BE, Tsai AY, Sanz I, Wong MC, Lang NP; on behalf of the ITI Antibiotic Study Group. Effect of systemic antibiotics on clinical and patient-reported outcomes of implant therapy—a multicenter randomized controlled clinical trial. Clin Oral Implants Res. 2013 Jan 24. [Epub ahead of print]

Telleman G, Raghoebar GM, Vissink A, den Hartog L, Huddleston Slater JJ, Meijer HJ. A systematic review of the prognosis of short (<10 mm) dental implants placed in the partially edentulous patient. J Clin Periodontol. 2011 Jul; 38(7): 667–676.

Terheyden H. Knochenaugmentationen in der Implantologie. [Bone augmentation in implantology.] Dtsch Zahnärztl Z 2010; 65: 320–331.

Todisco M. Early loading of implants in vertically augmented bone with non-resorbable membranes and deproteinised anorganic bovine bone. An uncontrolled prospective cohort study. Eur J Oral Implantol. 2010 Spring; 3(1): 47–58.

Triplett RG, Schow SR. Autologous bone grafts and endosseous implants: complementary techniques. J Oral Maxillofac Surg. 1996 Apr; 54(4): 486–494.

Urist MR. Bone: formation by autoinduction. Science 1965; 150: 893–899.

van Steenberghe D, Callens A, Geers L, Jacobs R. The clinical use of deproteinized bovine bone mineral on bone regeneration in conjunction with immediate implant installation. Clin Oral Implants Res. 2000 Jun; 11(3): 210–216

Vignoletti F, Matesanz P, Rodrigo D, Figuero E, Martin C, Sanz M. Surgical protocols for ridge preservation after tooth extraction. A systematic review. Clin Oral Implants Res. 2012 Feb; 23 Suppl 5: 22–38.

von Arx T, Wallkamm B, Hardt N. Localized ridge augmentation using a micro titanium mesh: a report on 27 implants followed from 1 to 3 years after functional loading. Clin Oral Implants Res. 1998 Apr; 9(2): 123–130.

von Arx T, Cochran DL, Hermann J, Schenk RK, Higginbottom F, Buser D. Lateral ridge augmentation and implant placement: an experimental study evaluating implant osseointegration in different augmentation materials in the canine mandible. Int J Oral Maxillofac Implants. 2001 May–Jun; 16(3): 343–354.

von Arx T, Hafliger J, Chappuis V. Neurosensory disturbances following bone harvesting in the symphysis: a prospective clinical study. Clin Oral Implants Res. 2005 Aug; 16(4): 432–439.

von Arx T, Buser D. Horizontal ridge augmentation using autogenous block grafts and the guided bone regeneration technique with collagen membranes: A clinical study with 42 patients. Clin Oral Implants Res. 2006 Aug; 17(4): 359–366.

von Arx T, Buser D. Guided bone regeneration and autogenous block grafts for horizontal ridge augmentation: a staged approach. In: Buser D (ed): 20 years of guided bone regeneration in implant dentistry. 2nd ed. Chicago: Quintessence; 2009, 195–229.

Wallace S, Gellin R. Clinical evaluation of freeze-dried cancellous block allografts for ridge augmentation and implant placement in the maxilla. Implant Dent. 2010 Aug; 19(4): 272–279.

Wang HL, Weber D, McCauley LK. Effect of long-term oral bisphosphonates on implant wound healing: literature review and a case report. J Periodontol. 2007 Mar; 78(3): 584–594.

Weingart D, ten Bruggenkate CM. (2000), Treatment of fully edentulous patients with ITI implants . Clinical Oral Implants Research. 2000; 11 Suppl 1: 69–82.

Widmark G, Ivanoff CJ. Augmentation of exposed implant threads with autogenous bone chips: prospective clinical study. Clin Implant Dent Relat Res. 2000; 2(4): 178–183.

Wiltfang J, Jätschmann N, Hedderich J, Neukam FW, Schlegel KA, Gierloff M. Effect of deproteinized bovine bone matrix coverage on the resorption of iliac cortico-spongeous bone grafts—a prospective study of two cohorts. Clin Oral Implants Res. 2012 Nov 27. doi: 10.1111/clr.12074. [Epub ahead of print]

Yildirim M, Hanisch O, Spiekermann H. Simultaneous hard and soft tissue augmentation for implant-supported single-tooth restorations. Pract Periodontics Aesthet Dent. 1997 Nov–Dec; 9(9): 1023–1031.

Zitzmann NU, Naef R, Schärer P. Resorbable versus nonresorbable membranes in combination with Bio-Oss for guided bone regeneration. Int J Oral Maxillofac Implants. 1997 Nov–Dec; 12(6): 844–852.